Book Information

非専門医が診る しびれ
しびれパターンによる分類と
病態生理からわかる鑑別疾患

新刊

著／塩尻俊明
□ 定価（本体 4,500円＋税）　□ A5判　□ 190頁　□ ISBN978-4-7581-1840-8

- しびれのパターン（部位や経過など）ごとに疾患を分類
- それぞれの疾患の典型例, 非典型例, 鑑別疾患を, 病態生理から解説
- 非専門医の立場での診断・治療や, コンサルトのタイミングも紹介

鑑別疾患や非典型例も、病態生理からの解説で腑に落ちる！

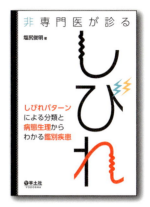

内科医のための 不眠診療はじめの一歩
誰も教えてくれなかった対応と処方のコツ

編集／小川朝生，谷口充孝
□ 定価（本体 3,500円＋税）　□ A5判　□ 221頁　□ ISBN978-4-7581-1730-2

- 具体的な処方例で, 症状や患者背景ごとの使い分けがわかる！
- あらゆる「眠れない」に対する, 最適な対処法を根拠とともに解説！
- 患者からの不意の質問に役立つ, 睡眠の素朴な疑問Q&Aも収録

"せん妄" の原因になりかねない睡眠薬を, 正しく理解

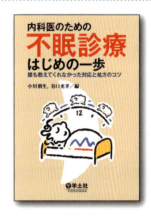

自信がもてる！ せん妄診療はじめの一歩
誰も教えてくれなかった対応と処方のコツ

著／小川朝生
□ 定価（本体 3,300円＋税）　□ A5判　□ 191頁　□ ISBN978-4-7581-1758-6

- せん妄かどうかをしっかり見極め、不適切な鎮静や拘束を減らすための基本を丁寧に解説した入門書
- 抗精神病薬の適切な使い方も身につきます！

ケーススタディも多数掲載！日常診療にすぐ役立つ！

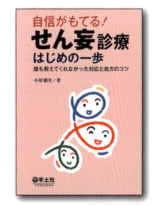

発行　羊土社 YODOSHA
〒101-0052　東京都千代田区神田小川町2-5-1　TEL 03(5282)1211　FAX 03(5282)1212
E-mail：eigyo@yodosha.co.jp
URL：www.yodosha.co.jp/

ご注文は最寄りの書店、または小社営業部まで

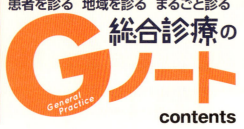

患者を診る 地域を診る まるごと診る
総合診療の
Gノート contents

2018年
Vol.5 No.8
12

特集

睡眠問題、すっきり解決！
ライフサイクル別「眠れない」へのアプローチ

編集／森屋淳子 （東京大学 保健・健康推進本部）
　　　喜瀬守人 （医療福祉生協連・家庭医療学開発センター／久地診療所）

- 特集にあたって 〜不眠診療における総合診療医の役割とは……………………森屋淳子　1286
- ベンゾジアゼピン依存への対処法 「薬なしでは眠れないんです…」……………上村恵一　1290
- OTC・サプリメントなど 「実は個人的には輸入代行使ってます…」……………八田重雄　1297
- 不眠症の睡眠衛生指導，認知行動療法 「眠れていないけれど，薬は使いたくないんです…」
　………………………………………………………………………………………石澤哲郎　1304
- コラム：睡眠記録・睡眠改善アプリの紹介 〜現状と展望……………………… 岸　哲史　1312
- 乳児期の不眠 「赤ちゃんが寝てくれず，私も不眠で困っています」……………安来志保　1316
- 思春期の不眠 「子どもがスマホばかりして寝るのが遅く，朝も起きられず困っています…」
　……………………………………………………………………………伊豆倉 遥，濱井彩乃　1323
- コラム：子どもの不眠 〜思春期の不眠の初期対応………………………………冨久尾　航　1331
- 成人期の不眠 「夫のいびきがうるさくて困っています」…………………………村野陽子　1335
- 高齢者の不眠 「トイレで1時間おきに起きちゃいます…」………………………井口真紀子　1342
- コラム：入院中の不眠に遭遇したら 〜せん妄などとの鑑別方法，対処法………森川　暢　1350
- 介護をする家族の不眠 「介護で眠れないけど，ぐっすり眠ってしまうのも不安です…」
　………………………………………………………………………………………阿部佳子　1353
- あとがき………………………………………………………………………………喜瀬守人　1359

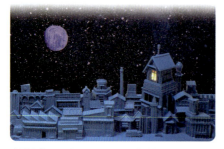

表紙立体イラストレーション／野崎一人

連載

赤ふん坊やの「拝啓 首長さんに会ってきました☆」
～地域志向アプローチのヒントを探すぶらり旅～
第5回　静岡県　森町　太田康雄 町長
　　　　　　　　　　　　　　　　　　　　　　　　井階友貴　1367

Common disease 診療のための ガイドライン早わかり
第28回　成人市中肺炎
　　　　　　　　　　　　　　　　　　　　　中山　元，田原正夫　1371

聞きたい！知りたい！薬の使い分け
第27回　意外と知らない，だけど役立つ！糖尿病薬の使い分け ―インスリン編
　　　　　　　　　　　　　　　　　　　　　　　　三澤美和　1379

誌上EBM抄読会 診療に活かせる論文の読み方が身につきます！
第26回　血液培養検査をレジン吸着ボトルで行った場合，
　　　　菌血症の検出率が上がるか？
"指導医ノグチの頭のなか"では「概念モデルや内的妥当性」などについて考えます
　　　　　　　　　　　　　　　　　　　渡邉剛史，野口善令　1388

「伝える力」で変化を起こす！ヘルスコミュニケーション　最終回
医師×医療ジャーナリストが考える臨床でのコツ
第8回　検査を怖がっている患者さんがいる，どうする？
　　　　　　　　　　　　　　　　　　　　市川　衛，柴田綾子　1398

なるほど！使える！在宅医療のお役立ちワザ
第23回　在宅医療で心臓フィジカル所見を活かす！
　　　　　　　　　　　　　　　　　　　　　　　　平田一仁　1403

優れた臨床研究は，あなたの診療現場から生まれる
総合診療医のための臨床研究実践講座
第10回　系統的レビューの解説
　　　　　　　　　　　　　　　　　　　　　辻本　康，片岡裕貴　1410

みんなでシェア！総合診療Tips　最終回
第9回　総合診療外来に役立つ3つのTips ～ワンステップ上をめざす診断推論スキル
　　　　　　　　　　　　　　　　　　　　　栁田育孝，鋪野紀好　1415
（千葉大学医学部附属病院 総合診療専門研修プログラム）
本連載はWebでも読めます

思い出のポートフォリオを紹介します
第27回　BPSモデル ～システム思考に基づいて，効果的なレバレッジ・ポイントを探索する～
　　　　　　　　　　　　　　　　　　　　　山下洋充，上松東宏　1418
（亀田家庭医総合診療専門医研修プログラム）

書評	1423	年間総目次	1430
お知らせ	1424	次号予告	1435
取扱書店一覧	1428	奥付	1436

 gnoteyodosha　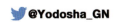 @Yodosha_GN

Book Information

排尿障害で患者さんが困っていませんか？

泌尿器科医が教える「尿が頻回・尿が出ない」の正しい診方と、排尿管理のコツ

著／影山慎二

□ 定価（本体 3,700円＋税）　□ A5判　□ 183頁　□ ISBN978-4-7581-1794-4

- 「尿の悩み」を患者から相談されたら，どこまで診ていますか？
- 基本的な診察や鑑別，薬の使い分けなど，具体的に解説！
- 症状から，最低限の検査で適切な対処，薬の選択ができるようになる！

ノコギリヤシは本当に効くのか？ などのエビデンスも紹介

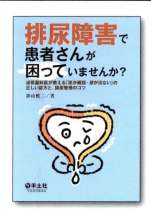

いびき!? 眠気!? 睡眠時無呼吸症を疑ったら

周辺疾患も含めた、検査、診断から治療法までの診療の実践

編集／宮崎泰成，秀島雅之（東京医科歯科大学快眠センター，快眠歯科外来）

□ 定価（本体 4,200円＋税）　□ A5判　□ 269頁　□ ISBN978-4-7581-1834-7

- 知名度が高い疾患のため，患者からの相談も増加中！
- しかし検査・治療は独特で，治療法により紹介先も異なります．
- 適切な診断，治療のため診療の全体像を具体的，簡潔に解説しました．

何よりプライマリでの診断が，適切な治療のために肝心

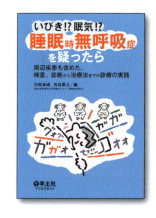

内科医のための認知症診療はじめの一歩

知っておきたい誤診を防ぐ診断の決め手から症状に応じた治療、ケアまで

編集／浦上克哉

□ 定価（本体 3,800円＋税）　□ A5判　□ 252頁　□ ISBN978-4-7581-1752-4

- 早期発見のコツ，誤診を防ぐ診断の仕方，症状に応じた治療法，ケアまで，認知症診療の必須知識をわかりやすく解説
- ケーススタディもついて実践ですぐに役立つ！

明日からの認知症診療にすぐに役立つ！自信がつく！

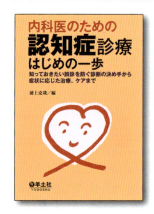

発行　羊土社 YODOSHA　〒101-0052 東京都千代田区神田小川町2-5-1　TEL 03(5282)1211　FAX 03(5282)1212
E-mail：eigyo@yodosha.co.jp
URL：www.yodosha.co.jp　　ご注文は最寄りの書店，または小社営業部まで

患者を診る 地域を診る まるごと診る
総合診療のGノート
General Practice

特 集

睡眠問題、すっきり解決！
ライフサイクル別「眠れない」へのアプローチ

編集／森屋淳子，喜瀬守人

- 特集にあたって 〜不眠診療における総合診療医の役割とは ……………… 1286
- ベンゾジアゼピン依存への対処法 「薬なしでは眠れないんです…」 …… 1290
- OTC・サプリメントなど 「実は個人的には輸入代行使ってます…」 ……… 1297
- 不眠症の睡眠衛生指導，認知行動療法
  「眠れていないけれど，薬は使いたくないんです…」 …………………………… 1304
- コラム：睡眠記録・睡眠改善アプリの紹介 〜現状と展望 ……………… 1312
- 乳児期の不眠 「赤ちゃんが寝てくれず，私も不眠で困っています」 ………… 1316
- 思春期の不眠
  「子どもがスマホばかりして寝るのが遅く，朝も起きられず困っています…」 ……… 1323
- コラム：子どもの不眠 〜思春期の不眠の初期対応 ……………………… 1331
- 成人期の不眠 「夫のいびきがうるさくて困っています」 ……………………… 1335
- 高齢者の不眠 「トイレで1時間おきに起きちゃいます…」 …………………… 1342
- コラム：入院中の不眠に遭遇したら 〜せん妄などとの鑑別方法，対処法
  ……………………………………………………………………………… 1350
- 介護をする家族の不眠
  「介護で眠れないけど，ぐっすり眠ってしまうのも不安です…」 ……………… 1353
- あとがき …………………………………………………………………… 1359

特集 睡眠問題，すっきり解決！

特集にあたって
～不眠診療における総合診療医の役割とは

森屋淳子

　昨年度，好評だったGノート特集「便秘問題，すっきり解決！」（2017年6月号）に引き続き，今回は睡眠の問題を，ライフサイクル×家族ケアという総合診療医ならではの切り口でとり上げました．本稿では総論として，不眠と不眠症の違い，不眠の原因，睡眠問題に対する総合診療医の役割について述べたいと思います．

❶ 不眠と不眠症の違い

　「眠れない」は日常診療でもよく遭遇する愁訴です．過去に行われた疫学調査では，成人男性の17.3～22.3％，成人女性の20.5～21.5％に不眠が認められると報告されています[1]．また，厚生労働省の平成28年国民生活調査[2]によると，図のとおり，不眠の訴えはすべての年代において女性に多く，高齢になるほど増えています．

　なお，不眠を自覚しても必ずしも医療機関に受診しているとは限らず，実際に医師に相談する人は不眠を有する人の一部です．20～79歳の男女7,827名を対象とした不眠に関する意識調査[3]によると，不眠の症状があっても約7割が「医師に相談したことはない」と報告されています．そのため，不眠の訴えがなくても，定期的に「最近，眠れていますか？」と**睡眠状況を確認**することが重要です．

　その一方，「**不眠の症状がある＝不眠症，ではない**」という認識も必要です．不眠症の分類/診断基準にはDSM-5，ICD-11，睡眠障害国際分類（ICSD-3）の3つがありますが，ここではDSM-5の診断基準[4]を**表1**に示します．不眠症の診断のポイントは，A（不眠症状）と，B（日中の機能障害）がともに揃っていることです．不眠を訴える人のなかには「8時間眠れない，ぐっすり眠れない」と睡眠に対する誤った知識やこだわりが強いことも多いですが，よくよくうかがうと日中機能は障害されていない人がかなりいます．「日中の生活に支障があるかないか」が治療の要否判定のポイントとなります．また，精神的なストレスや身体的苦痛のため一時的に夜間よく眠れない状態は，生理学的反応としての不眠ではありますが，不眠症とは言いません．

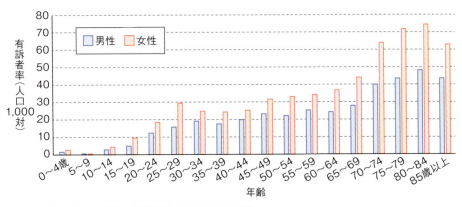

図 ◆ 平成28年 不眠の有訴者率（人口1,000対）
（文献2を参考に作成）

表1 ◆ DSM-5における不眠障害の診断基準

A. 睡眠の量または質の不満に関する顕著な訴えが，以下の症状の1つ（またはそれ以上）を伴っている：
　（1）入眠困難（子どもの場合，世話する人がいないと入眠できないことで明らかになるかもしれない）
　（2）頻回の覚醒，または覚醒後に再入眠できないことによって特徴づけられる，睡眠維持困難（子どもの場合，世話する人がいないと再入眠できないことで明らかになるかもしれない）
　（3）早朝覚醒があり，再入眠できない
B. その睡眠の障害は，臨床的に意義のある苦痛，または社会的，職業的，教育的，学業的，行動上または他の重要な領域における機能の障害を引き起こしている
C. その睡眠困難は，少なくとも1週間に3夜で起こる
D. その睡眠困難は，少なくとも3カ月持続する
E. その睡眠障害は，睡眠の適切な機会があるにもかかわらず起こる
F. その不眠は，他の睡眠-覚醒障害（例：ナルコレプシー，呼吸関連睡眠障害，概日リズム睡眠-覚醒障害，睡眠時随伴症）では十分に説明されず，またはその経過中にのみ起こるものではない
G. その不眠は，物質（例：乱用薬物，医薬品）の生理学的作用によるものではない
H. 併存する精神疾患および医学的疾患では，顕著な不眠の訴えを十分に説明できない

▶該当すれば特定せよ
　非睡眠障害性の併存する精神疾患を伴う，物質使用障害を含む
　他の医学的併存疾患を伴う
　他の睡眠障害を伴う
　コードするときの注：コード780.52（G47.00）は3つすべての特定用語に適用される．その関連性を示すために，不眠障害のコードのすぐ後ろに，関連する精神疾患，医学的疾患，または他の睡眠障害もコードすること

▶該当すれば特定せよ
　一時性：症状は，少なくとも1カ月持続するが，3カ月は超えない
　持続性：症状は，少なくとも3カ月以上持続する
　再発性：1年以内に2回（またはそれ以上）のエピソードがある
　注：急性で短期間の不眠（すなわち，症状の持続は3カ月未満であるが，それ以外の頻度，強度，苦痛，および/または障害についてはすべての基準を満たす）は，他の特定される不眠障害としてコードするべきである

（「DSM-5 精神疾患の診断・統計マニュアル」（日本精神神経学会/日本語版用語監修，髙橋三郎・大野 裕/監訳），pp356-357，医学書院，2014より転載）

表2 ◆ 不眠の原因（5つのP）

生理学的原因 (physiological)	不安定な入床・起床時刻，長時間の昼寝，不適切な睡眠衛生（騒音，湿度，就寝前のテレビ・スマートフォン使用など），日中の運動量の減少，時差症候群，交代制勤務
心理的原因 (psychological)	精神的ストレス，生活状況の大きな変化，不眠への予期不安・恐怖
身体的原因 (physical)	疼痛，痒み，咳（喘息），呼吸困難，頻尿，下痢などを呈する身体疾患 パーキンソン病，慢性閉塞性肺疾患，気管支喘息，閉塞性睡眠時無呼吸症候群，慢性心不全，腎疾患（特に腎透析），リウマチ性疾患，線維筋痛症，更年期障害，アトピー性皮膚炎など．
精神医学的原因 (psychiatric)	アルコール依存症，うつ病，不安障害，統合失調症，認知症など
薬理学的原因 (pharmacologic)	アルコール，抗パーキンソン病薬（ドパミン製剤，MAO-B阻害薬，ドパミンアゴニスト，ドパミン放出促進薬），降圧薬（β受容体遮断薬），ステロイド製剤，気管支拡張薬，インターフェロン，インターロイキン製剤など

（文献5を参考に作成）

❷ 不眠の原因は？

　不眠の原因の分類にはさまざまなものがありますが，「5つのP」による分類がわかりやすくて覚えやすいでしょう．physiological（生理学的），psychological（心理学的），physical（身体的），psychiatric（精神医学的），pharmacological（薬理学的）の5つに分類されます（表2）．不眠をきたす身体疾患や薬物は想像以上に多いことがわかります．患者さんの「眠れないんです」という訴えに対し，「では睡眠薬を出しておきますね」といった安易な対応をするのではなく，**包括的な視点で不眠の原因を検討することも，総合診療医の腕の見せどころだと思います**．原因となる薬剤の調整や疾患の治療，生活環境の調整を含めた睡眠衛生指導を適切に行えると，不要な睡眠薬を処方する必要もなくなります．

❸ ライフサイクルや家族ケアの視点も大切に

　「眠れない」という訴えには，ライフサイクルによってさまざまな背景要因を考慮して対応することが重要です．睡眠の質や量は年齢とともに変化していきます．乳幼児期の睡眠は，脳の発達に伴い，多相性睡眠から単相性睡眠へと変化していきます．思春期・青年期には徐々に就床時刻が後退し，中学生頃より夜型化が進行する傾向にあります．慢性的な睡眠不足，インターネットやスマートフォンなどのメディア接触の増加，勉強に追われる生活，大人の生活習慣からの影響などもあり，起床困難や日中過眠が増えます．成人期には生活習慣や勤務体制との関連も出てきますし，ホルモンバランスの失調による不眠も出てきます．また，高齢期には，乳幼児期のような多相性睡眠へとふたたび移行し，中途覚醒，早朝覚醒が増えますし，基礎疾患や薬剤との関連も出てきます．

　また，「眠れない」は本人の問題だけではありません．その人のお世話をする家族や，ベッドパートナーへの影響も見逃せません．子育てによる不眠，介護による不眠…産後うつ病や介護うつ病を早期に発見し適切に対応することや，ライフサイクルに応じた家族の問題に対応することも，総合診療医の重要な役割だと思います．

❹ 本特集のねらい

　不眠は日常診療で多く経験しますが，睡眠薬を処方する前に総合診療医ができることは，たくさんあります．小児から高齢者まで幅広い年齢層の患者さんを，疾患を限らずに診ている総合診療医だからこそ，できることもたくさんあると思います．本特集では，一般的な不眠症に対する薬物治療はあえて割愛し，ライフサイクルごとの対応，家族ケア，非薬物療法や生活指導を中心に，総合診療医の先生のみならず，精神科・心療内科・老年科の先生，薬剤師の先生，教育学の先生にもご執筆いただきました．本特集が，読者の先生方が総合診療医として包括的なアプローチを行うことに少しでも役立てれば幸いです．

【謝辞】本特集を編集するにあたり，著者をご紹介くださった東大心療内科の吉内一浩准教授，共同編集くださったCFMDの喜瀬守人先生に厚く御礼申し上げます．

文　献

1) 土井由利子：我が国における不眠症の疫学．日本臨牀，67：1463-1467, 2009
2) 厚生労働省：平成28年 国民生活基本調査の概況 統計表
   https://www.mhlw.go.jp/toukei/saikin/hw/k-tyosa/k-tyosa16/dl/06.pdf
3) 快眠ジャパン：不眠に関する意識と実態調査
   http://www.kaimin-japan.jp/mechanism/data/
4) 「DSM-5 精神疾患の診断・統計マニュアル」（日本精神神経学会／日本語版用語監修，髙橋三郎・大野 裕／監訳）pp356-357, 医学書院, 2014
5) 「睡眠障害の対応と治療ガイドライン 第2版」〔内山 真（睡眠障害の診断・治療ガイドライン研究会）／編〕，じほう，2012

プロフィール　森屋淳子　*Junko Moriya*

東京大学 保健・健康推進本部
家庭医療専門医，心療内科専門医・指導医，認定産業医．医学博士．
今回の特集を担当し，不眠診療の幅広さ・奥深さを改めて認識しました．限られた診療時間のなかで，医師のみですべてを実践するのは難しいため，多職種で対応していただけると嬉しいです．

〈共同編集〉

プロフィール　喜瀬守人　*Morito Kise*

医療福祉生協連・家庭医療学開発センター／久地診療所
プロフィールはp.1360参照．

特集　睡眠問題，すっきり解決！

ベンゾジアゼピン依存への対処法
「薬なしでは眠れないんです…」

上村恵一

Point

- 不眠に関して薬物療法を始めるときからベンゾジアゼピン依存を意識することが何よりも大切である
- ベストプラクティスは非薬物療法のみで睡眠障害を解決することである
- 依存してしまっている薬剤を減量するには，患者さんの目標と医師の目標を共通のものに設定すること．医師だけの都合では減量には成功しない．もの忘れ改善，体重減少などを減量の動機にすることが大切である

Keyword ▶ ベンゾジアゼピン依存　　漸減漸増法　　睡眠衛生指導

はじめに

　エチゾラム（デパス®），トリアゾラム（ハルシオン®），フルニトラゼパム（ロヒプノール®）がやめられないというのは，どんな診療科の臨床家でも数多く遭遇する悩みであると思います．これだけ新聞報道でも，ベンゾジアゼピンによる依存，転倒・骨折，認知機能低下の問題がとり上げられているにもかかわらず，患者さんはなぜベンゾジアゼピン系薬剤を中止してくれないのでしょうか．

　これはやはりアルコール，違法薬物，覚醒剤と同じく物質依存に罹患してしまっていることが最大の理由であると思われます．ベンゾジアゼピン依存に罹患している患者さんとどのように向き合い，どのように対処したらよいのでしょうか．本稿では，睡眠薬をやめられないという患者さん，および睡眠薬をやめさせてあげたいという医師，双方の願いを叶えることができるように中止のためのコミュニケーションと方策を中心に考えてみたいと思います．

今回の患者さん

72歳，女性．60歳から高血圧でカルシウム拮抗薬を内服，65歳から糖尿病でメトホルミン（メトグルコ®）を内服しています．パートで仕事をしていた50代のとき不眠がちとなり，近医にてエチゾラム（デパス®）0.5 mg 1回3錠 1日1回（寝る前），フルニトラゼパム（ロヒプノール®）1 mg 1回2錠 1日1回（寝る前）を処方され，以後約20年間毎日欠かさず飲み続けています．先週，夜間トイレに覚醒したときにふらついて前額部に裂傷を負ったことをかかりつけ医に相談したところ，睡眠薬はすぐに中断すべきであると伝えられたため，翌日に睡眠薬の内服をすべて中止したところ，冷や汗，動悸，吐き気などが出現し，すぐに同量の睡眠薬を内服しました．「どんなことがあっても二度と睡眠薬をやめるつもりはない」と診察室で話しています．

1 睡眠薬を開始するときの留意点

臨床で使用されている睡眠薬の大半はベンゾジアゼピン系睡眠薬であって，Z-drugs※として分類されるベンゾジアゼピン作動薬を除くと，ベンゾジアゼピン系睡眠薬に該当しないのはメラトニン作動薬であるラメルテオン（ロゼレム®）とオレキシン受容体拮抗薬であるスボレキサント（ベルソムラ®）だけです（表1）．ベンゾジアゼピン系睡眠薬についてはもち越し効果，筋弛緩作用に関連する転倒リスクなどの服用開始後の比較的急性期に生じる副作用に関する研究が蓄積されています．

一方で，古くから抗不安薬・睡眠薬を含めベンゾジアゼピン系薬剤長期連用においては依存

表1 ◆ 主要な不眠症治療薬

クラス		一般名
メラトニン受容体作動薬		ラメルテオン
オレキシン受容体拮抗薬		スボレキサント
半減期による分類	一般名	ベンゾジアゼピン系／非ベンゾジアゼピン系
超短時間作用型	トリアゾラム	ベンゾジアゼピン系
	ゾルピデム	非ベンゾジアゼピン系
	ゾピクロン	非ベンゾジアゼピン系
	エスゾピクロン	非ベンゾジアゼピン系
短時間作用型	エチゾラム	ベンゾジアゼピン系
	ブロチゾラム	ベンゾジアゼピン系
中間作用型	フルニトラゼパム	ベンゾジアゼピン系
長時間作用型	クアゼパム	ベンゾジアゼピン系

ベンゾジアゼピンに該当せず，比較的安全性が高く，推奨されることが多いものを赤字とした．

※ Z-drugs：ベンゾジアゼピンと化学構造式が似ているが，異なる作用機序を呈するゾピクロン，エスゾピクロン，ゾルピデムなどをその頭文字の多くがZであることからこのように呼ぶ[1]．

表2 ◆ Z-drugsの特徴の違い

a) 睡眠薬ごとの親和性の高いGABA_A受容体のサブユニット

ゾルピデム（マイスリー®）	α1 >> α2, α3, α5
ゾピクロン（アモバン®）	α1, α5 > α2, α3
エスゾピクロン（ルネスタ®）	α2, α3 > α1, α5

b) 各サブユニットの薬理作用

GABA_A受容体サブユニット	薬理作用									
	効果				副作用					
	鎮静	睡眠	抗不安	抗うつ	筋弛緩	抗けいれん	学習・記憶	前向性健忘	依存	耐性
α1	○	○			○			○	○	
α2		○	○		○					
α3		○	○	○	○					
α5					○		○			○

臨床上治療目的とされる作用を効果，不都合と考えられる作用を副作用とした．各サブユニットが作用を有するものを○で示す．
（文献2，4を参考に作成）

形成リスクが指摘されており，その形成にはGABA_A受容体のα1サブユニットが関与すると考えられています[2〜4]．ゾルピデムは2000年9月に日本でも承認された睡眠薬で，筋弛緩作用が弱いとされ，転倒リスクの高い高齢者にも使われるようになりました．しかし，米国食品医薬品庁は2013年1月に「一部の患者ではゾルピデムを服用した翌朝も血中濃度が高く，自動車の運転など注意力を要する活動に支障をきたすおそれがあるとの新たなデータが示された」として，女性の就寝直前の服用については，推奨開始用量を10 mgから5 mgに減量すべきである，男性の就寝直前の服用については，「医療従事者は可能であれば低用量（5 mg）で処方すること」との内容を添付文書に記載すべきである，女性では男性よりゾルピデムが体外に排泄される速度が遅いため，女性と男性で推奨用量を変えるべきであると警告を出しています．その点から考えるとGABA_A受容体のα1サブユニットへの親和性が高い薬剤は依存形成のリスクが高いと推察されZ-drugsであるゾルピデム（マイスリー®），ゾピクロン（アモバン®）も依存形成においてはリスクの高い薬剤と考えられます（表2）．

睡眠薬を選択する際は，**ベンゾジアゼピン系薬剤は，Z-drugsであることのいかんによらず長期連用による依存のリスクが高いため，睡眠薬を開始する際は常に中止を意識する**ことが何より重要です．どんな睡眠薬であっても，精神依存が生じる可能性は否定できないことは強く意識されるべきと思われます．

ここがピットフォール：日本人は睡眠薬に依存しやすい？

日本人は，先進諸外国に比べて不眠を生じた際に医療機関に相談するよりもアルコールに頼ってしまう頻度が高く，不眠解消を契機にアルコールに依存的になっていることがしばしばみられます．つまり不眠を主訴に来院された患者さんは，すでにアルコールに依存している場合が多く，睡眠薬を併用することはさらなる依存の助長に関与することがあるため，薬物療法開始時のアルコール飲酒歴を聴取することはきわめて重要です．

❷ 中止するための方法

1) 中止の前に行うべき十分な睡眠習慣の把握

　　　薬剤の中止だけを行うことは困難きわまりない作業になってしまいます．睡眠衛生指導と必ず並行して行うことではじめて睡眠薬の減量・中止は可能になります．なぜなら，睡眠薬を内服している患者さんは，すでに生理的睡眠時間を超えて長く眠っている場合が多いからです．減量の前に，ベッドで過ごす時間を成人なら7時間弱，高齢者なら6時間程度に制限することが重要です[5]．

2) 中止へ向けてのスケジュール

　　　図に睡眠薬の代表的な中止方法である**漸減法**と**隔日法**を提示しました[6]．減量を開始する際には**反跳性不眠や何らかの離脱症状**（表3）[7]は必ず出現することを十分に説明しておくことが重要です．ワンステップには1〜2週間ずつかけてゆっくりと漸減します．減薬当初の数日は不眠を強めに自覚しますが，不眠が治っていれば徐々に改善していくことを伝えます．反跳性不眠が出たら1段階戻ってよいことを最初から保証しておくことも重要です．最終的に中止する際に漸減のまま中止するのか，隔日内服にして中止するのかは患者さんとよく相談する必要があります．隔日法の場合は休薬日がつくられることになりますが，その日は**眠たくなってから床につくように指導するか，1時間程度就床時間を遅らせることが中止成功のポイント**となります．反跳性不眠は4日から1週間程度の期間で出現することがありますが，**必ず軽快することも説明しておくことが重要**です．しかし，不眠治療のゴールは不眠およびそれによる生

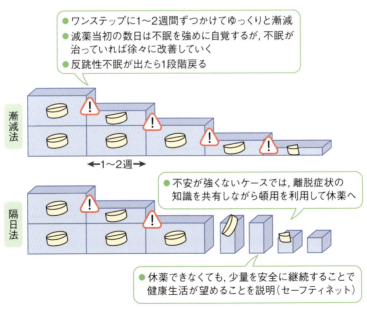

図 ◆ 睡眠薬の代表的中止法
（文献6より引用）
⚠：反跳性不眠が出る可能性が高いので必ず説明しておく必要がある

表3 ◆ ベンゾジアゼピン系薬剤の離脱症状

● 精神症状
・不安増悪　・神経質　・睡眠障害　・内的不穏　・抑うつ気分　・イライラ　・せん妄，精神病様症状 ・離人症，現実感喪失　・混乱

● 自律神経症状
・振戦　・発汗　・悪心嘔吐　・呼吸困難　・心拍数増加　・血圧上昇　・頭痛　・筋緊張

● 神経症状ならびに身体症状
・けいれん発作リスク　・随意運動の障害　・認知機能障害　・記憶障害　・聴覚過敏や羞明などの知覚異常 ・過眠　・感覚異常，運動感覚障害，筋収縮や攣縮

(文献7より引用)

活の質の低下を改善させることにあり，忍容性に耐え得る適切な用量まで減量できれば，無理に中止の必要がない場合も多いと思われます．

3）中止しにくい薬剤から中止しやすい薬剤へのスイッチング

なんといってもゾルピデム（マイスリー®），トリアゾラム（ハルシオン®），ブロチゾラム（レンドルミン®），エチゾラム（デパス®）といった比較的半減期の短い睡眠薬はさらに漸減・中止が難しいと感じると思います．これらはより離脱症状，反跳性不眠が出現しやすい薬剤であるからです．また中間作用型であってもフルニトラゼパム（ロヒプノール®）は最も減量・中止がしにくい薬剤に分類されます．

これらの薬剤を中止する方法として，いったんほかの睡眠薬に置き換えてから，切り替え後の薬剤を漸減していくという方法があります．反跳性不眠が起こる要因として，内服している錠剤の数が減ってしまうことに不安を感じる患者さんも多いので，この方法は時に中止の鍵になります．筆者がよく行う置換薬剤の例は下記です．

置換例

- フルニトラゼパム（ロヒプノール®）2 mg → エスタゾラム（ユーロジン®）2 mg
- ブロチゾラム（レンドルミン®）0.25 mg → ニトラゼパム（ベンザリン®/ネルボン®）5 mg
- エチゾラム（デパス®）0.5 mg → ロルメタゼパム（エバミール®/ロラメット®）1 mg
- ゾルピデム（マイスリー®）5 mg → スボレキサント（ベルソムラ®）15 mg

❸ 睡眠薬の減量・中止に抵抗される場合のコミュニケーション

ベンゾジアゼピンに2.6倍の転倒・骨折，4.8倍認知機能の低下のリスクがあり，何よりも長期連用により依存形成がされていることは患者さんにとってそれほど自覚できている不利益ではありません．長期連用していればいるほど，その副作用はマスクされており，睡眠薬を内服している患者さんは現在の生活に何ら問題を感じていないかもしれません．こちらの考えで強引に減量・中止を提案しても減量行動に同意してくれるはずはありません．

減量を提案する際には，現在の日常生活で困っていることがないかを話してもらいます．その内容は睡眠薬とは全く関係ないと思われることでもよいので話してもらいましょう．物忘れなどの認知機能障害を気にしている場合，眠気やふらつきなどを自覚しています．医療者に相談してくれる場合は減量・中止を開始するちょうどよいタイミングとなると思います．

　一方で，よく体重増加のことを相談してくれる場合があります．睡眠薬の内服後の空腹からの夜食量の増加や，筋弛緩作用による脂肪燃焼抑制から体重減少が起きにくくなっている可能性があり，睡眠薬の減量・中止により体重減少が実現できるケースは珍しくありません．体重減少は，睡眠薬減量を続けることができるモチベーションにつながることが多いので，こちらから質問してみてもよいかもしれません．

> **ここが総合診療のポイント：「何時にベッドから起きて何時にベッドに入りますか」**
>
> 　高齢になるにつれ，生理的睡眠時間は減少してくるが，健康のために8時間眠らなければならないと誤解している日本人は多く，睡眠薬の開始時においても現在の睡眠時間を必ず確認する必要があります．睡眠時間を，短く（遅く寝て，早く起きる）してもらうことが入眠障害や熟眠障害の改善にはきわめて有用であると思います．

❹ 睡眠薬減量中の患者さんとのコミュニケーション

　長期間内服してきて絶大な信頼のある薬剤との決別をはかろうとしている患者さんは並大抵の覚悟で減量作業を行っているわけではないのです．治療共同体として一緒に睡眠薬の依存から脱却し，減量に向けて努力していることを支持していかなければならなりません．前述の通り，離脱症状の出現には十分配慮し，反跳性不眠が出現したら減量の速度を弱めるなどきめ細かい配慮が医療者にも必要であると思われます．

　患者さんが頑張って減量し成功しかけているときには，十分な正の強化のため「とてもよく頑張っていると思います」と**患者さんの努力に対してきちんと言葉で讃える**ことも重要であると思われます．

患者さんの経過・その後

　ベンゾジアゼピンの長期連用に関する依存を形成していることと，睡眠薬の内服量が多いため中止できなくても減量が必要であることを説明したところ，ほかにも注意力が散漫になっており，うっかり間違えて何かをしてしまうことが増えていて困っていると伝えてくれました．一方で，現在内服している2種類の薬剤とも，減量することにきわめて抵抗があることや，錠剤の錠数が少なくなることにとても抵抗があることを話されました．

　現在は，睡眠薬の内服により8時間程度ベッドで過ごす時間があったため，これを6時間半程度に減らしてもらうこと，その必要性についてお話しし，同意を得られました．まずはロヒプノール®1mg 1回2錠　1日1回（寝る前）をユーロジン®2mg 1回1錠　1日1回（寝る前）へ置換することとしました．この際にも4日から1週間程度の反跳性不眠が出現しますが，これは自然な反応であるため自然に軽快することを伝えました．幸いにも反跳性不眠が出現せずにユーロジン®

への置換を終えました．その後比較的早期に4週間程度でユーロジン®を中止することが可能となり，この時点でふらつきの改善と注意力の改善を自覚していました．家族（夫）から見ても，睡眠薬に依存しなくなり，何よりも睡眠のことをそれほど気にしなくなったのでイライラする機会が減ったとの情報がありました．

続いてのデパス®の減量にはすぐに入らず，3カ月ほど空いてから減量を再度提案しデパス®0.5 mg 3錠　1日1回（寝る前）の内服のところ1錠まで減量してもらいました．離脱症状は軽度の頭痛と動悸を訴えましたが2～3日間でいずれも軽快したと話されていました．この時点で，患者さんのふらつきの改善，注意力散漫症状の改善を認めたため完全な中止はいったん保留とし，中止の希望がある場合は患者さんの方から申告してもらうこととしました．

まとめ

睡眠薬は精神依存を含めるとすべての薬剤に依存形成のリスクがあり，導入にあたっては常に中止を念頭においておく必要があると思われます．ベンゾジアゼピン，$GABA_A$受容体のα1サブユニットに親和性の高いゾルピデム（マイスリー®），ゾピクロン（アモバン®）はZ-drugsといえども依存に留意する必要があるように思います．

実際の減量にあたっては，睡眠薬の内服で延びてしまっている総睡眠時間の設定を再度行い，**成人では7時間弱，高齢者では6時間程度をベッドにいてよい目安の時間として提案し，決して薬物介入だけにならないようにすることが重要**です．薬剤の減量にあたっては，減量しなければならない目標を医療者と患者さんで一致させ，治療同盟を結んだうえで減量を開始していくことが最も重要です．特に睡眠薬の内服とは直接関連なさそうな空腹，体重増加などが患者さんの睡眠薬減量の動機につながることがあるので併存症状の把握は重要です．

文　献

1) Wagner J, et al：Beyond benzodiazepines: alternative pharmacologic agents for the treatment of insomnia. Ann Pharmacother, 32：680-691, 1998
2) Rudolph U & Knoflach F：Beyond classical benzodiazepines : novel therapeutic potential of $GABA_A$ receptor subtypes. Nat Rev Drug Discov, 10：685-697, 2011
3) Nutt DJ & Stahl SM：Searching for perfect sleep : the continuing evolution of $GABA_A$ receptor modulators as hypnotics. J Psychopharmacol, 24：1601-1612, 2010
4) Tan KR, et al：Hooked on benzodiazepines：$GABA_A$ receptor subtypes and addiction. Trends Neurosci, 34：188-197, 2011
5) 内山 真, 他：ベンゾジアゼピン系睡眠薬の使用．ねむりとマネージメント，4：5-10, 2017
6) 「睡眠薬の適正使用・休薬ガイドライン」（三島和夫/編），じほう，2014
7) 井上雄一：ベンゾジアゼピン系睡眠薬離脱症状スケールの開発．CLINICIAN, 664：385-390, 2018

プロフィール

上村恵一　*Keiichi Uemura*

独立行政法人国立病院機構北海道医療センター　精神科
北海道医療センター（500床）において常勤精神科医師として勤務しており，40床の精神科身体合併症入院病棟の運営とリエゾンコンサルテーションを行っています．さらに現在，緩和ケア室長，認知症疾患診断センター副センター長，臨床倫理サポートチームのリーダーを併任しており人生の最終段階を支援する作業にかかわっています．

特集 睡眠問題，すっきり解決！

OTC・サプリメントなど
「実は個人的には輸入代行使ってます…」

八田重雄

Point
- 睡眠改善薬は，一時的な不眠のため
- サプリメントや健康食品は使いよう
- サプリメントや健康食品などの購入には，リスクも伴うこともある

Keyword ▶ 睡眠改善薬　OTC　サプリメント　個人輸入

はじめに

　睡眠は重要な生理機能ですが，不規則な生活環境のために何らかの睡眠トラブルを生じ，日常生活において精神的・身体的影響をきたす例もみられます．1日の平均睡眠時間が6時間未満の人の割合はここ数年で増加傾向にあり，睡眠時間6時間未満のなかで日中眠気を感じる方が約4割を示しており，睡眠の妨げになっていることは男性では「仕事」，女性では「育児」「家事」と報告されています[1]．

　本来，睡眠障害時には病院への受診が望ましいですが，仕事・育児・家事などで受診に行く時間がないときなどには，とりあえずOTC医薬品やサプリメントなどをドラッグストアやネットにて購入し対応している方もいます．

　今回は，睡眠障害への対応として，代表的なOTC・サプリメントの概要とサプリメントの個人購入に関して薬剤師の立場から説明します．

今回の患者さん
　60歳男性，会社経営者．最近寝つきが悪く体調も悪いので仕事帰りの夜に，よく行くAドラッグストアに行き，「眠れないので睡眠薬をください．あと，元気が出る栄養剤も…」と店員さんに聞き，勧められたドリエル®EXとユンケル®黄帝液プレミアムを購入しました．

❶ OTC医薬品（一般用医薬品）

薬局・ドラッグストアなどで販売されている医薬品のことをOTC医薬品（一般用医薬品）といいます．ドラックストアなどで，薬剤師や登録販売者が「眠れないので睡眠薬をください」と相談されることがありますが，OTC医薬品として睡眠薬を購入することはできません．

1）睡眠薬と睡眠改善薬の違いは？

医師から処方される睡眠薬は，精神症状が原因のものを含む，慢性的な不眠症状（不眠症）を対象としていますが，**OTC医薬品の睡眠改善薬は，精神症状が原因でない，寝つきが悪い，眠りが浅いなどの一時的な不眠を対象にしています**．

2）睡眠改善薬

睡眠改善薬のOTCとしては，大きく，① 抗ヒスタミン作用をもつジフェンヒドラミン塩酸塩を含む一般用医薬品，② 抗不安作用をもつブロモバレリル尿素・アリルイソプロピルアセチル尿素を含む一般用医薬品，③ 催眠作用や鎮静作用などをもつ生薬である酸棗仁，釣藤鈎，甘草などを含む一般用医薬品（漢方）の3種類に分けることができます．

a）抗ヒスタミン作用をもつジフェンヒドラミン塩酸塩

ジフェンヒドラミン塩酸塩は，第一世代抗ヒスタミンH_1受容体拮抗薬の1つであり，アレルギーの治療に対して一般用・医療用医薬品として幅広く用いられている薬剤です．一方で，薬剤の中枢移行性による眠気が副作用として知られています．この副作用である中枢鎮静作用を利用したのがOTC睡眠改善薬であり，世界で数多くの国々にて長年使用されています．ジフェンヒドラミン塩酸塩睡眠改善薬の安全性に関して，いくつかの論文が報告されており[2〜4]，それらの結果を参考に日本でも2003年4月ドリエル®をはじめに以降もいくつもの商品が市販されています．

ジフェンヒドラミン塩酸塩の有効性を評価するために，軽度から中等度の不眠症患者1,100人に対して二重盲検プラセボ対照試験が行われており，一時的な軽度から中等度の不眠症の治療において，睡眠改善薬としてジフェンヒドラミン塩酸塩50 mgの有用性を報告しています[5]．しかし一方で，その後の研究では，有効性および安全性を支持する強力な臨床的証拠がないとも報告されています[6]．ジフェンヒドラミン塩酸塩の使用は，急速な耐容性の可能性[7]に加えて，睡眠を誘導するのに最小限しか効果がなく，睡眠の質を低下させ，残存眠気を引き起こす可能性があり，不眠症患者への使用は推奨されないとも言われています[8]．また，**高齢者への使用に関しては，ジフェンヒドラミン塩酸塩は強い抗コリン作用を有しているため，口渇，尿閉，便秘，認知機能の低下，せん妄のリスクなどの有害反応を引き起こす可能性が高くなるため推奨されません**[9,10]．なお，ジフェンヒドラミン塩酸塩などの第一世代抗ヒスタミン薬のOTCとしての使用について，日本[11]や海外[12]のガイドライン上では不眠症（特に慢性不眠症）患者に用いることは推奨されないと記載されています．

b）抗不安作用をもつブロモバレリル尿素・アリルイソプロピルアセチル尿素

ブロモバレリル尿素・アリルイソプロピルアセチル尿素を配合しているOTC医薬品としてウット®があります．ウット®もジフェンヒドラミン塩酸塩を含みますので，耐性ができやすいという注意点は同じです．また，ブロモバレリル尿素は習慣性医薬品であり長期にわたり漫然と使用しないことが望ましく，5〜6回使用して症状が改善しない場合は病院への受診が望ましいです．

c）催眠作用や鎮静作用などをもつ生薬である酸棗仁，釣藤鈎，甘草など（漢方薬について）

これらのうち代表的な漢方として，酸棗仁湯，抑肝散，帰脾湯，加味逍遙散，黄連解毒湯，柴胡加竜骨牡蛎湯，加味帰脾湯などがあり，それぞれ症状に合わせて使用しています．

> **➡ OTC医薬品を使用するうえでの注意点**
>
> 慢性的な不眠の人にはOTC医薬品の服用は勧められません．実際の添付文書の使用上の注意欄には「日常的に不眠の人」や「不眠症の診断を受けた人」は服用しないでくださいと記載されています．
>
> 先に示したように，OTCの睡眠改善薬であるジフェンヒドラミン塩酸塩は，急速な耐容性の可能性もあり[7]，2〜3日程度の一時的な不眠への使用が勧められます．また，ほとんどの添付文書には，連続使用は基本的には2〜3日程度にとどめ，長期間の連続服用は避けるべきとされています．**あくまでもOTC医薬品の睡眠改善薬の使用目的は「一時的な不眠の次の症状の緩和：寝つきが悪い，眠りが浅い」です．**

> **患者さんの経過・その後①**
>
> 睡眠改善薬（ジフェンヒドラミン塩酸塩）を服用しましたが，寝つきは改善せず，薬の影響と考えられる口渇がひどくなりました．そんな話を会社でしていると20代の部下から，「今の時代はサプリメントじゃないですか？ ネットでも購入できますし，何か海外のも買えるみたいっすよ」と言われました．「そういえば，新聞や雑誌にもグリナ®やグリシン・プレミアムとか載っているな」と思い，ネットで調べて購入することを考えました．

❷ サプリメント・健康食品

1）サプリメントの使用実態

現在，サプリメント・健康食品はドラッグストアやインターネット通販でも手軽に購入でき，未病や生活習慣病の対策・健康増進のため，多くの方が使用しています．東京都の調べでは，アンケート回答者6,427人の66.4％が最近1年間に「健康食品」を利用しており，種類別では，特定保健用食品56.0％，栄養機能食品50.0％，機能性表示食品44.4％，いわゆる健康食品48.1％でした．年代別では若年層ほど高くなっており，摂取目的は，「栄養バランス」，「健康増進」，「疲労回復」などでした[13]．以前は，サプリメント・健康食品は，科学的根拠に関する

情報が十分でないとされてきましたが，非医療者でも安全性や有効性に関する情報が得やすくなってきました．例えば，国立研究開発法人医薬基盤・健康・栄養研究所『「健康食品」の安全性・有効性情報』[14]や消費者庁「機能性表示食品制度届出データベース」[15]，厚生労働省『「統合医療」に係る情報発信等推進事業』：「統合医療」情報発信サイト[16]などもあります．

2）有効成分

睡眠に対するサプリメント・健康食品に関して，最近さまざまな食品成分も研究されており，それらを主成分としたものも市販されています．その有効成分として，グリシン，L-セリン，バレリアン，トリプトファンなどが用いられています．消費者庁により機能性表示制度が導入され，グリシンが睡眠改善サプリメントとしてその機能を表示することを最初に認可されました．

例えば，今回のケースに登場する成分"グリシン"について，「機能性表示食品制度届出データベース」には，自然な睡眠パターンへ改善し睡眠の満足度が得られたと記載されていますが本製品の販売元による論文[17, 18]をもとに評価してあるとも記載してあります．

3）サプリメントの効果

では，市販のサプリメントも不眠症に効果があるのでしょうか？「睡眠薬の適正な使用と休薬のための診療ガイドライン」[11]では，「不眠症に対する効果を謳うサプリメントは多数あるが，エビデンスレベルの高い臨床試験による有効性が検証されているものは少なく，また安全性の検証もほとんど行われていない．したがって，サプリメントを不眠症の治療に用いることは推奨されない．**サプリメントの治療効果は限定的もしくは実証されていないこと，安全性に十分な検討がされていないことを説明し，慎重に用いるように指導する必要がある．**（推奨グレードC2）」という主旨が記載されています．

4）サプリメントや健康食品の海外からの購入について

a）多様な情報源

サプリメントや健康食品に関する情報源は，薬剤師や登録販売者，友人，家族，書籍，インターネット，テレビ番組，広告など多種多様です．OTC医薬品の購入時の調査では，「薬剤師や登録販売者に相談したことがある」と答えた人は約25％で，薬剤師や登録販売者にあまり相談していない結果でした．相談しない理由は，「薬を指定して買う」「説明を聞くのが煩わしい」とのことであり，サプリメントや健康食品の購入時にも多くの情報源があるため，個人の判断でネットなどから購入する場合が多いのではないでしょうか．

現代では，また，海外のサプリメントも個人購入する方もいるのではないでしょうか．例えば，今回の患者さんの場合で海外のサプリメント購入を考えるとメラトニンが該当します．メラトニンは睡眠関連生体物質であり，セロトニンを経由して松果体から分泌される生体内ホルモンであり，睡眠リズムを調節する働きがあります．米国では**dietary supplement**として時差の解消や快眠を目的として利用されていますが，日本では，医薬品として使用される原材料リストに記載されています[19]．

表 ◆ 医薬品または医薬部外品の個人輸入の規制

※日本の医薬品医療機器等法では，養毛剤，浴用剤，ドリンク剤など，人体への作用が緩和なものについて，医薬部外品とみなされる場合もありますが，個人輸入に関しては医薬品と同様の取扱いとなります．
※外国では食品（サプリメントを含む）として販売されている製品であっても，医薬品成分が含まれていたり，医薬品的な効能・効果が標ぼうされていたりするものは，日本では医薬品に該当する場合があります．
※医薬品等輸入報告書（薬監証明）の発給を要せず個人輸入可能な医薬品等の数量 ● 外用剤（毒薬，劇薬および処方箋薬を除く）：標準サイズで1品目24個以内 ● 毒薬，劇薬または処方箋薬：用法用量からみて1カ月分以内 ● 上記以外の医薬品・医薬部外品：用法用量からみて2カ月分以内
なお，医師の処方箋または指示によらない個人の自己使用によって，重大な健康被害の起きるおそれがある医薬品（数量にかかわらず厚生労働省の確認を必要とするもの）については，数量に関係なく，医師からの処方箋等が確認できない限り，一般の個人による輸入は認められません

（文献21を参考に作成）

b）輸入について

　海外の薬やサプリメントを輸入する方法として，① 個人で輸入する，② 海外Amazonのような海外通販を利用する，③ 個人輸入代行業者を利用するの3つほどがあると思います．

　①の個人輸入に関しては，国内での治療法がない場合，また，国外で受けた治療を継続するための救済措置として設けられた制度があります[20]．医薬品等の承認・許可等の手続きを経ずに個人輸入するためには，原則，地方厚生局に必要書類を提出し，医薬品医療機器等法に違反する輸入でないことの証明を受ける必要があります．ただし，特例で薬監証明が不要な場合もあります（表）．

　個人輸入は，関係する法律と手続きをすべて自分で把握して行わないといけませんが，代行してくれる業者が③の個人輸入代行です．しかし，海外の薬やサプリメントの輸入に関しては注意が必要です．**個人輸入されるサプリメントや健康食品のなかには，医薬品成分が含まれていて，健康被害を引き起こすことがあります．**医薬品を適正に使用したにもかかわらず重大な健康被害が生じた場合に，その救済を図る公的制度（医薬品副作用被害救済制度）がありますが，**個人輸入された医薬品による健康被害については救済対象となりません．**また，現在，服用中の市販用・医療用医薬品との相互作用により悪影響を起こすこともあり，コントロール良好な病気が悪化することも考えられます．なお，これまでにも個人輸入代行サイトで販売される健康食品のなかには医薬品で使用する成分が含まれる商品も発見されたのも事実です．以上より，海外からのサプリメントや健康食品などの購入に関しては，通常，メリットよりも危険性（リスク）の方が大きい場合が多いと考えられます．

患者さんの経過・その後②

　ネットで調べてサプリメントを購入することを考えましたが，家族に相談したところ寝つきが悪いのは生活に問題があるのではと言われました．寝る直前までスマホをしたり，コーヒーを飲んでいたりしていることを指摘され，その生活を改善することにしました．

おわりに

　現在，数多くのOTC医薬品・サプリメントが市販されており，簡単に入手することができます．今回の患者さんのように，インターネット，テレビ番組，広告などの媒体から得るサプリメントや健康食品に関する情報をもとにドラッグストアやネットにて購入している方も多いと思います．そして，診療の場で「最近コマーシャルなどで宣伝している，○○はどうかな？ 飲んでいて問題ないかな？ 飲んだ方がよいかな？」と患者さんから相談されることも多いのではないでしょうか．そのようなときには，医師がすべてのサプリメント・健康食品の情報を把握することは難しいと思いますので，病院・診療所・保険薬局・ドラッグストアの薬剤師と連携して対応することが勧められます．

文　献

1) 厚生労働省：平成27年国民健康・栄養調査報告．2017
   https://www.mhlw.go.jp/bunya/kenkou/eiyou/dl/h27-houkoku.pdf
2) Berlinger WG, et al：Diphenhydramine: kinetics and psychomotor effects in elderly women. Clin Pharmacol Ther, 32：387-391, 1982
3) 堺 敏明, 他：抗ヒスタミン剤塩酸ジフェンヒドラミンの睡眠効果．臨床医薬，5：1047-1073, 1989
4) 亀井千晃, 他：塩酸ジフェンヒドラミンによる睡眠導入作用の検討．薬理と治療，27：777-781, 1999
5) Rickels K, et al：Diphenhydramine in insomniac family practice patients: a double-blind study. J Clin Pharmacol, 23：234-242, 1983
6) Culpepper L & Wingertzahn MA：Over-the-Counter Agents for the Treatment of Occasional Disturbed Sleep or Transient Insomnia: A Systematic Review of Efficacy and Safety. Prim Care Companion CNS Disord, 17(6)：10.4088/PCC.15r01798, 2015
7) Richardson GS, et al：Tolerance to daytime sedative effects of H1 antihistamines. J Clin Psychopharmacol, 22：511-515, 2002
8) Lie JD, et al：Pharmacological Treatment of Insomnia. P T, 40：759-771, 2015
9) American Geriatrics Society 2015 Updated Beers Criteria for Potentially Inappropriate Medication Use in Older Adults. J Am Geriatr Soc, 63：2227-2246, 2015
10) 「高齢者の安全な薬物治療ガイドライン2015」(日本老年医学会，日本医療研究開発機構研究費・高齢者の薬物治療の安全性に関する研究研究班／編)，メジカルビュー社，2015
11) 平成24年度厚生労働科学研究・障害者対策総合研究事業 睡眠薬の適正使用及び減量・中止のための診療ガイドラインに関する班，日本睡眠学会・睡眠薬使用ガイドライン作成ワーキンググループ：睡眠薬の適正な使用と休薬のための診療ガイドライン―出口を見据えた不眠医療マニュアル―. 2013
12) Sateia MJ, et al：Clinical Practice Guideline for the Pharmacologic Treatment of Chronic Insomnia in Adults: An American Academy of Sleep Medicine Clinical Practice Guideline. J Clin Sleep Med, 13：307-349, 2017
13) 東京都福祉保健局：都民を対象とした「健康食品」の摂取に係る調査結果報告書．2016
   http://www.tokyo-eiken.go.jp/files/top/27_kenshoku_houkokusho.pdf
14) 医薬基盤・健康・栄養研究所：「健康食品」の安全性・有効性情報」
   https://hfnet.nibiohn.go.jp
15) 消費者庁：機能性表示食品制度届出データベース
   http://www.caa.go.jp/policies/policy/food_labeling/foods_with_function_claims/
16) 厚生労働省『「統合医療」に係る情報発信等推進事業』：「統合医療」情報発信サイト
   http://www.ejim.ncgg.go.jp/public/index.html
17) Inagawa K, et al：Subjective effects of glycine ingestion before bedtime on sleep quality. Sleep and Biological Rhythms, 4：75-77, 2006
18) Yamadera W, et al：Glycine ingestion improves subjective sleep quality in human volunteers, correlating with polysomnographic changes. Sleep and Biological Rhythms, 5：126-131, 2007

19) 厚生労働省:無承認無許可医薬品の指導取締りについて（昭和46年6月1日 薬発第476号.改正平成30年4月18日 薬生発0418第4号）
https://www.mhlw.go.jp/kinkyu/diet/dl/torishimari.pdf
20) 厚生労働省:医薬品等を海外から購入しようとされる方へ
https://www.mhlw.go.jp/stf/seisakunitsuite/bunya/kenkou_iryou/iyakuhin/kojinyunyu/index.html
21) 厚生労働省:医薬品等の個人輸入について
https://www.mhlw.go.jp/stf/seisakunitsuite/bunya/kenkou_iryou/iyakuhin/kojinyunyu/topics/tp010401-1.html

プロフィール　八田重雄　*Shigeo Hatta*

多摩ファミリークリニック 薬剤師
聖マリアンナ医科大学病院,川崎市立多摩病院,武蔵国分寺公園クリニック（外来診療,訪問診療を研修）,聖マリアンナ医科大学横浜市西部病院を経て,平成27年より多摩ファミリークリニック

特集 睡眠問題，すっきり解決！

不眠症の睡眠衛生指導，認知行動療法

「眠れていないけれど，薬は使いたくないんです…」

石澤哲郎

Point

- 不眠症治療における最優先事項は，適切かつ十分な睡眠衛生指導である
- 睡眠日記を利用することで，プライマリ・ケアでも効果的な認知行動療法が可能となる

Keyword ▶ 非薬物的治療　睡眠衛生指導　認知行動療法　睡眠12箇条
刺激制御療法　睡眠制限療法

はじめに

　プライマリ・ケア領域で不眠症状を訴える患者さんを診察する機会は少なくありません．しかし不眠はある種の不定愁訴として軽視されがちであり，「睡眠薬を出しておけば十分」といった対応がしばしばなされます．このような不眠症に対する無理解が，漫然とした睡眠薬処方につながっている現状があります．本稿では不眠症治療のファーストステップである睡眠衛生指導に加え，プライマリ・ケアでも使いやすい睡眠日記を用いた認知行動療法について解説します．

今回の患者さん

34歳，男性，会社員．
主訴：不眠．
現病歴：高血圧症の診断で3年前から外来通院中．仕事が忙しくなった半年ほど前から寝つきが悪くなり，入眠まで2時間ほどかかるようになってしまった．その頃から日中に眠気や疲労感を自覚し，仕事でのミスを上司に注意されている．外来受診時に不眠についての相談があったが，睡眠薬の使用については薬物依存を心配して拒否的である．
既往歴：高血圧症のみ（降圧薬内服中）．

表1 ◆ 健康づくりのための睡眠指針2014 〜睡眠12箇条〜

1. 良い睡眠で，からだもこころも健康に
2. 適度な運動，しっかり朝食，ねむりとめざめのメリハリを
3. 良い睡眠は，生活習慣病予防につながります
4. 睡眠による休養感は，こころの健康に重要です
5. 年齢や季節に応じて，ひるまの眠気で困らない程度の睡眠を
6. 良い睡眠のためには，環境づくりも重要です
7. 若年世代は夜更かし避けて，体内時計のリズムを保つ
8. 勤労世代の疲労回復・能率アップに，毎日十分な睡眠を
9. 熟年世代は朝晩メリハリ，ひるまに適度な運動で良い睡眠
10. 眠くなってから寝床に入り，起きる時刻は遅らせない
11. いつもと違う睡眠には，要注意
12. 眠れない，その苦しみをかかえずに，専門家に相談を

（文献1より引用）

1 睡眠衛生指導

1) 睡眠衛生指導とは？

　睡眠衛生指導とは，適切な睡眠をとるための生活習慣を促すことで，不眠症状の改善をめざす治療法です．睡眠薬の使用の有無にかかわらず，すべての不眠症患者を診察するうえでのファーストステップになります．その内容は多岐にわたりますが，これを簡潔にまとめたものとして「健康づくりのための睡眠指針（睡眠12箇条）」[1]（表1）がよく知られています．以下では，睡眠衛生指導を行ううえでまず確認すべきポイントと，睡眠12箇条に基づいた睡眠衛生指導について説明します．

2) 問診のポイント

　一口に不眠症といっても症状はさまざまですし，不眠のタイプによって適切な治療も異なります．例えば，睡眠時無呼吸症候群などの器質的疾患を見逃すことは厳禁ですし，早朝覚醒症状の不眠症患者さんに超短時間作用型の睡眠薬を使用しても効果は期待できません．問題点をしっかり確認することなく適切な睡眠衛生指導はできないので，患者さんから不眠の訴えがあった場合には，最低限表2の事項について最初に確認するようにしてください．

3) 睡眠12箇条に基づいた睡眠衛生指導

第1条　良い睡眠で，からだもこころも健康に

　睡眠衛生指導を行う際には，まず「不眠＝睡眠だけの問題」ではないことを確認する必要があります．睡眠時間の不足や質の悪い睡眠は日中に疲労を残してしまい，心身の不調の原因になります．また仕事でのミスや交通事故が増えることも知られており，例えば睡眠時無呼吸症候群の患者さんでは，居眠り運転の頻度が約5倍に高まります[2]．患者さんは「不眠症状さえ

表2 ◆ 不眠症患者診療にあたり確認すべきポイント

1. 睡眠の状況
- 睡眠総時間
- 睡眠の時間帯（就床時刻, 起床時刻 など）
- 不眠症状のタイプ（入眠困難, 中途覚醒, 早朝覚醒, 熟眠困難 など）
- 症状の程度（不眠によりどの程度苦痛を感じているか）

2. 睡眠環境
- 入眠前の生活習慣（寝酒や喫煙, 入浴 など）
- 寝室の環境（光や音, 室温 など）

3. 日中の生活状況
- 眠気および日中の活動に対する悪影響の有無
- 生活リズムの問題の有無（早起きできるか, 夜更かしや昼寝をしていないか など）
- 運動や食習慣の問題の有無（運動不足, 朝食抜き, カフェイン摂取 など）

4. その他
- 既往歴および内服歴
- 原発性不眠症以外の疾患を疑わせる症状の有無（いびき, 足のむずむず感 など）
- うつ病などの精神疾患の有無
- その他の睡眠阻害因子の有無（長時間労働, 育児, 介護, 人間関係の悩み など）

とれればよい」と考えがちですが，**睡眠を改善することは心身の健康につながること，逆に睡眠をよくするためには健康的な生活習慣が重要であること**を伝えるのが不眠症治療のスタートラインです．

第2条　適度な運動, しっかり朝食, ねむりとめざめのメリハリを

　日中の活動量が少なすぎると，夜になっても睡眠欲求が十分に高まらず不眠の原因になります．また定期的な運動習慣は睡眠の質の改善に有用ですが，入眠直前の運動は覚醒度を上げてしまうリスクがあります．運動不足の患者さんには，**入眠2時間前までに適度な運動習慣をつける**ようアドバイスしましょう．

　食事に関しては**朝食をとってもらうことが最も大切**です．日本人の1〜2割は朝食をとっていません[3]が，朝食を摂取しないと午前中の代謝が十分に上がらず，睡眠と覚醒のリズムを崩す原因になります．なお，入眠前に軽食をとって血糖値を上げることは質のよい睡眠につながりますが，胃もたれを防ぐために消化の悪いものは避けましょう．

　就寝前の飲酒や喫煙についても注意が必要です．アルコールは薬理学的に入眠作用があるので，寝酒により寝つきやすくなることは事実です．一方でアルコールは夜中の深い睡眠を妨げ，中途覚醒の原因になることも知られています．また「酒を飲むと眠れる」という条件付けを続けると，いずれ「酒を飲まないと寝つけない」という間違えた学習を通じて飲酒がやめられなくなり，アルコール依存などの深刻な問題につながるおそれもあります．次にタバコですが，就寝前に一服する習慣がある人は少なくありません．しかしニコチンには薬理学的に覚醒作用があり，睡眠の質を悪化させます．さらに喫煙は睡眠時無呼吸症候群の増悪因子であり，寝タバコによる火災といった別のリスクもあります．よって睡眠衛生指導では**就寝前の飲酒や喫煙は避けるように伝える**ことが大切です．

第3条　良い睡眠は，生活習慣病予防につながります

　近年，不眠症と生活習慣病に密接な関連があることがわかってきました．例えば睡眠欲求が十分に満たされないと食欲を亢進させるホルモンの分泌が高まり，体重増加につながることがわかっています[4]．また慢性的な不眠症状は交感神経の過緊張や糖質コルチコイドの過剰分泌を通じて高血圧や糖尿病などの生活習慣病の原因になります[5]．

　逆に肥満は睡眠時無呼吸症候群のリスク因子ですし，糖尿病は夜間頻尿や合併症を通じて睡眠の質を悪化させます．生活習慣病を合併した不眠症患者さんでは，こういったデータを提示し，治療の動機付けとすることが大切です．

第4条　睡眠による休養感は，こころの健康に重要です

　不眠症状はうつ病などの精神疾患の主症状です．一方で，睡眠不足が慢性的な疲労状態を介して精神疾患の発症に関与している，ということもわかってきました．例えばうつ病発症に対する不眠症状のオッズ比は2.10というデータもあります[6]．さらに長時間労働が精神疾患の発症リスクをあげる機序にも，睡眠不足がかかわっていると推測されています．不眠症の診療を行う際には必ず抑うつ症状などの精神症状を合併していないか確認し，病状によっては早めにメンタルクリニックを紹介して専門家の診断を受けてもらいましょう．

第5条　年齢や季節に応じて，ひるまの眠気で困らない程度の睡眠を

　一般的に，年齢を重ねるにつれて睡眠時間は減少します．夜間の平均睡眠時間は25歳で約7時間，65歳で約6時間といわれており，病気がなくても20年ごとに30分ほど短くなります．睡眠時間が足りているか判断する基準は「日中の活動に支障が出ているか否か」です．眠気が強くて仕事中にミスをしてしまう，昼間の倦怠感で外に出る気がせず閉じこもっている，などの問題があれば治療を検討すべきですが，問題が多くないのであれば無理に治療する必要はありません．

　なお，レム睡眠とノンレム睡眠の周期の関係で「1.5時間の倍数の睡眠時間が望ましい」という説があります．確かに睡眠が一定の周期をくり返すのは事実ですが，そのリズムは人によって異なるため，治療上はあまり気にしない方がよいでしょう．

第6条　良い睡眠のためには，環境づくりも重要です

　よい睡眠をとるためには，睡眠前および睡眠中の環境を整えることも重要です．ポイントは**「できるだけ睡眠を妨げる刺激を減らす」**ことです．睡眠前の刺激としては，食事や入浴，飲酒や喫煙，コーヒー摂取，運動，テレビ視聴，パソコンやスマートフォンの利用などがあります．これらは脳を覚醒させてしまうため，就寝前1～2時間程度は避けるようにしましょう．

　また寝室の環境刺激としては光や音，室温などが重要です．光や音は入眠を妨げるだけではなく，睡眠が浅くなったタイミングで目を覚ます刺激になるため，中途覚醒の原因にもなります．カーテンを閉める，必要なら耳栓をつけるなど，刺激の少ない就眠環境をつくりましょう．室温は適温が望ましいですが，特に暑すぎは体温上昇を通じて睡眠悪化の原因になります．夏場でも薄い布団をかけてちょうどいいくらいの室温が適切です．

第7条　若年世代は夜更かし避けて，体内時計のリズムを保つ

　若年世代は本来不眠症になりにくいのですが，夜更かしなどで体内時計のリズムが狂うことで不眠症状をきたすことが珍しくありません〔「概日リズム睡眠障害」と呼ばれる不眠症の一種です（別稿「思春期の不眠」を参照）〕．パソコンやスマートフォンのディスプレイは強い光を発しているため，SNSやゲームなどを遅くまでやっていると脳が覚醒してしまい，質のよい睡眠がとれなくなります．夜遅くまで電子機器を触らないように指導することが治療の第一歩です．

第8条　勤労世代の疲労回復・能率アップに，毎日十分な睡眠を

　勤労世代の不眠症には，長時間労働や家事，育児，介護などの問題がベースにあることが少なくありません．例えば長時間労働が心身に悪影響を与えることは広く知られており，法定労働時間（週40時間）以上の残業が月100時間を超えると，心筋梗塞や脳卒中の発症率が2～3倍に高まるとされていますが，これには睡眠不足が関連している可能性が示唆されています[7]．生産性向上のためにも十分な睡眠をとる必要があることをしっかり指導しましょう．また，昼寝は，午後の早い時間帯までに30分程度であれば疲労回復に役立ちますので，昼休みなどを有効活用することも一案です．

第9条　熟年世代は朝晩メリハリ，ひるまに適度な運動で良い睡眠

　高齢者の不眠は，「退職後に家から出なくなった」「することがないので昼まで寝ている」といった生活リズムの乱れに起因するものが少なくありません．こういった習慣は昼夜のリズムのメリハリをなくしてしまい，日中の覚醒度の低下や，夜間の中途覚醒の原因になります．もともと年齢が進むにつれて睡眠時間は減るのが一般的ですので，不必要に寝室にいる時間をつくらず，定期的な運動習慣をつくることが大切です．なお，高齢者は他にもさまざまな疾患を有することが多いため，糖尿病や前立腺肥大症（別稿「高齢者の不眠」を参照），認知症などの鑑別もしっかり行いましょう．

第10条　眠くなってから寝床に入り，起きる時刻は遅らせない

　不眠症状があると「睡眠不足を避けるために早く寝よう」と考える人が少なくありません．しかし，十分に睡眠欲求が高まっていない時間帯に横になっても寝られるわけがありません．むしろ不眠症では眠くなるまで寝室に行かないことが大切です．一方で起床時刻は遅らせず，一定のタイミングで起床して朝の光を浴び，しっかり目を覚ますように指導しましょう．こういった睡眠時間を制限する治療法は**睡眠制限療法**と呼ばれ，これをくり返していくと，徐々に睡眠と覚醒のリズムが正常化して不眠症状の改善が期待できます．

　また，寝室では「睡眠以外の行動をとらない」ことも大切です．例えばベッドで横になりながらSNSをする習慣がつくと，「ベッドはSNSをする場所である」という癖（医学的には「条件付け」と呼びます）ができてしまい，なかなか寝つけなくなります．寝室では睡眠と関係ない行動はとらず，夜中に起きてしまったときは眠くなるまで寝室の外に出ることで，「寝室にいる＝睡眠をとる」という条件付けをつくるようにしましょう．こういった治療法を**刺激制御療法**と呼びます．

第11条　いつもと違う睡眠には，要注意

　不眠症状の背後にさまざまな病気が隠れていることもあります．そのなかでも特に注意しても

らいたいのが，睡眠時無呼吸症候群（別稿「成人期の不眠」を参照）と，うつ病（別稿「乳児期の不眠」，「介護をする家族の不眠」を参照）をはじめとする精神疾患です．その他，甲状腺機能亢進症や糖尿病などの代謝性疾患，レストレスレッグス症候群，周期性四肢運動障害，前立腺肥大症などの泌尿器疾患，認知症，悪性腫瘍なども不眠症の原因になりえます．不眠以外の症状がある場合や，治療で十分改善がみられない場合は，これらの疾患も疑い精査しましょう．

第12条　眠れない，その苦しみをかかえずに，専門家に相談を

「眠れないのはしかたない」と不眠症状を医師に伝えなかったり，寝酒や市販薬乱用などの誤った対応を続けている患者さんは少なくありません．外来通院している患者さんには，「よい睡眠がとれていますか？ 日中に眠気はないですか？」と一度は確認してみてください．

また，睡眠の専門医に相談する必要性は医療者にも当てはまります．睡眠衛生指導を行っても数カ月以上不眠症状が続く場合は，漫然と睡眠薬を処方するのではなく睡眠外来やメンタルクリニックなどへの紹介を検討しましょう．

❷ 睡眠記録表を用いた不眠症の認知行動療法

認知行動療法とは，認知（物事の考え方，価値観）や行動を修正することにより，悪い感情の変化や心身の不調を防ぐことを目的とした心理療法です．睡眠衛生指導を通じて行動修正を図ること自体も一種の認知行動療法ですが，ここでは睡眠記録表（睡眠日記）を用いた方法を紹介します[8]．

一般的に不眠症状はよい日もあれば悪い日もありますが，日々の睡眠を正確に記憶しておくことは難しいため，効果的な対処法を見つけるのは簡単ではありません．そこで，睡眠記録表を用いて日々の睡眠状況や生活習慣，睡眠改善の工夫などを記録してもらうことにより，自分に合った睡眠改善策を探していくのが本治療の目標です．具体的には表3のような記録を毎日つけてもらい，外来で確認しながら患者さんと一緒に睡眠改善の工夫を考えていきます．これを1〜2カ月程度続けると，多くの患者さんが薬なしでも睡眠の改善を実感できるようになります．

こういったホームワークを面倒に感じる患者さんがいる一方，積極的に取り組んでくれるケースも少なくありません．薬物治療に抵抗感をもつ患者さんが来院したら，ぜひ一度試してみることをお勧めします．

患者さんの経過・その後

まず睡眠時無呼吸症候群や精神疾患などの鑑別のために詳細な問診を行いましたが，体重増加やいびき，抑うつ気分などの所見は認めませんでした．原発性不眠症と判断し，朝食未摂取，寝酒習慣，就寝直前のスマートフォンの利用など，生活習慣の問題を指摘して睡眠衛生指導を行いました．さらに睡眠日記を通じて「残業を減らして早めに家に帰る」「眠れないときは居間でのんびり読書し，不眠症状を気にしないようにする」といった本人の工夫を引き出したところ，睡眠薬を使用することなく1カ月ほどで不眠症状の改善を認めました．

表3 ◆ 睡眠記録をつける

❖ 睡眠日記（　年　月　日～　年　月　日）	（記入例）	（　）曜日	（　）曜日	（　）曜日	（　）曜日	（　）曜日	（　）曜日	（　）曜日	今週のまとめ 平均値を計算機で出す
① 昨晩，何時に床に入りましたか？（時：分）	23：00	：	：	：	：	：	：	：	：
② 今朝，何時に床から出ましたか？（時：分）	7：20	：	：	：	：	：	：	：	：
③ 寝つくのにどのくらい時間がかかりましたか？（分）	40								分
④ 夜中，何度目が覚めましたか？（回）	3								回
⑤ 夜中，全部でどのくらいの時間，目が覚めていましたか？（分）（いったん寝ついてから，朝，床を出るまで）	90								分
⑥ 昨晩，お酒をどのくらい飲みましたか？	焼酎水割りを1杯								／
⑦ 今朝の気分はどうですか？（1＝最悪 2＝悪い 3＝どちらでもない 4＝良い 5＝非常に良い）	2								
⑧ 昨夜の睡眠はどうでしたか？（1＝最悪 2＝悪い 3＝どちらでもない 4＝良い 5＝非常に良い）	3								
⑨ 昨日，昼寝はしましたか？	午後2時から30分間								／

睡眠サマリー

	記入例								
❶ 総臥床時間（分）＝ 上の質問②からの上の質問①を引く	500								
❷ 総睡眠時間（分）＝ ❶ 総臥床時間 －（上の質問③＋上の質問⑤）	370								
❸ 睡眠効率（%）＝ ❷ 総睡眠時間 ÷ ❶ 総臥床時間 × 100	74								

今週の目標（○，×，△で評価してください）　　　　　　　　　　　　　　　　　　　　　　　　　　　○の数

❶ 寝床に入る時間は，　：　（例：23:00）	○								個
❷ 寝床から出る時間は，　：　（例：7:00）	△								個
❸ （その他：例 寝床に早く入りたくなったら冷たいタオルを首にあてる）	×								個
❹ （その他：例 夜中起きてしまったら隣室のソファに座り，夕刊を読む）	○								個
❺ （その他：例 夜中に目覚まし・壁掛けを問わず，一切時計を見ない）	△								個
❻ （その他：例 昼寝をしない）	×								個

（文献8より引用）

おわりに

　　　不眠症は薬物治療が効果的ですが，長期の睡眠薬の使用には薬物依存や認知症の増加，転倒事故リスクなどさまざまな問題があります．薬に頼らずに不眠症の治療を行う手段をもち，診療の幅を広げるようにしてください．

文　献

1) 厚生労働省：健康づくりのための睡眠指針2014．2014
https://www.mhlw.go.jp/file/06-Seisakujouhou-10900000-Kenkoukyoku/0000047221.pdf
2) 井上雄一：居眠り運転と睡眠時無呼吸症候群．臨床精神医学，27：137-147，1998
3) 農林水産省：平成28年度食育推進施策（食育白書）．2016
http://www.maff.go.jp/j/syokuiku/wpaper/attach/pdf/h28_index-6.pdf
4) Taheri S, et al：Short sleep duration is associated with reduced leptin, elevated ghrelin, and increased body mass index. PLoS Med, 1：e62, 2004
5) 三島和夫：睡眠と生活習慣病．公衆衛生，75：755-759，2011
6) Baglioni C, et al：Insomnia as a predictor of depression: a meta-analytic evaluation of longitudinal epidemiological studies. J Affect Disord, 135：10-19, 2011
7) 岩崎健二：長時間労働と健康問題―研究の到達点と今後の課題．日本労働研究雑誌，50：39-48，2008
8) 「自分でできる「不眠」克服ワークブック―短期睡眠行動療法自習帳」（渡辺範雄／著），創元社，2011

プロフィール　石澤哲郎　*Tetsuro Ishizawa*

産業医事務所セントラルメデイカルサポート　代表／
東京大学医学部附属病院　心療内科　非常勤講師
心療内科医，医学博士，法務博士（司法試験合格）．メンタルヘルスや法律の知識を生かし，35社以上の顧問先企業で産業医業務を行っています．

特集 睡眠問題，すっきり解決！

コラム

睡眠記録・睡眠改善アプリの紹介
～現状と展望

岸 哲史

はじめに

「睡眠負債」という言葉が流行する昨今，人々の睡眠に対する興味関心が高まっており，睡眠に関するアプリも多数公開されています．これらの睡眠アプリはどのような仕組みで何を測っているのでしょうか．またその精度や信頼性はどの程度なのでしょうか．本コラムでは，市場に流通している睡眠記録・睡眠改善アプリの仕組みとその科学的妥当性についての現状を紹介します．また，今後の睡眠アプリの展望の一例として，筆者が参加している「ヘルスケアIoTコンソーシアム」（IoT：Internet of Things）の取り組みの一端を紹介したいと思います．

1 睡眠記録アプリ

睡眠記録アプリのうち最も一般的なのは，スマートフォン内蔵のセンサに基づき睡眠状態を推定するアプリです．このタイプのアプリは，実際にはスマートフォン内蔵の加速度センサが寝返り等に起因するベッドの振動を拾っているだけですので，睡眠状態の推定精度はきわめて限定的で，科学的妥当性を伴っていません[1]．ただ，体動が多い時間帯は眠りが浅い時間帯と対応する傾向がありますので，そこでアラームを鳴らすことにより，スムーズな目覚めがもたらされる確率は高くなると考えられます．

睡眠記録アプリで注目すべきは，**ウェアラブルデバイスと連携して睡眠状態を推定するアプリ**です．このタイプのアプリは，実際の生体データを用いて睡眠状態を推定するため，（幅はありますが）その精度は飛躍的に向上します．睡眠研究の分野では，腕時計型の加速度計により取得したデータを米国睡眠学会で認定されているアルゴリズムで処理することにより，約88％の精度で睡眠・覚醒状態を推定できることが知られています[2,3]．近年では，この手首の加速度情報に脈波の情報を加えることにより，より詳細な睡眠状態（浅いノンレム睡眠，深いノンレム睡眠，レム睡眠）の推定が可能であると謳うアプリも複数存在しています．その精度については引き続き吟味が必要ですが，**睡眠の量・質・時間帯（リズム）の継続的な把握を可能に**

する点で，臨床での利用可能性も含めて強い期待感があります（以下の「筆者が使用しているアプリ」参照）．

> **筆者が使用しているアプリ**
>
> 筆者は米国fitbit社のリストバンド型ウェアラブルデバイス（fitbit Alta HR™）とそれに対応したスマートフォン用アプリを使用しています（図）．fitbitは数年前まではその精度に疑問符が付けられてもいましたが，年々その推定技術は進歩しており，睡眠指標の妥当性を検証した論文も出ています（睡眠ステージの推定精度約69％）[4]．睡眠に関する知識の提供，自身の睡眠データとほかのユーザーのデータの比較，SNS機能なども備えています．fitbitアプリは，睡眠だけでなく，歩数，推定カロリー消費量，体重，食事，摂取水分量，安静時心拍数など，複数の健康関連情報を半自動的に記録できる点も特徴です．過信は禁物ですが，個人の範囲で使用するにはオススメできるデバイス・アプリだと思います．
>
> （アプリ紹介ページ：https://www.fitbit.com/jp/sleep-better）
>
>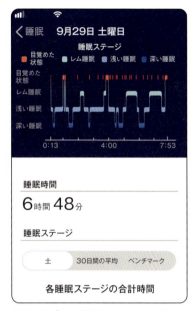
>
> **図 ◆ アプリ分析画面のイメージ**

❷ 睡眠改善アプリ

睡眠状態の記録機能のほかに，睡眠の改善に役立つ機能として，睡眠や睡眠衛生に関する正しい知識を提供する機能や，睡眠データに基づき何らかのフィードバックを与える（例えばアラームを鳴らしたり適切な睡眠行動を促すなどの）機能をもつアプリが存在します[5, 6]．特に，実際に睡眠医療の現場で不眠症の治療として用いられている，**不眠症に対する認知行動療法**（cognitive behavioral therapy for insomnia：CBT-I）の理論を実装したアプリは注目に値します．自身の睡眠データを正しく把握し自身の睡眠行動の問題点を洗い出すことが睡眠改善の第一歩になりますので，睡眠改善アプリにとっても睡眠記録アプリの精度の向上が強く求められるともいえるでしょう．

❸ 睡眠アプリの問題点

睡眠アプリの急速な普及に比して，現状，市場に流通している**ウェアラブルデバイスや睡眠アプリにより提供される睡眠指標の臨床医学的妥当性は圧倒的に欠如**しています[1, 5]．それゆえ，睡眠アプリが提供する睡眠データ，特に（事実と反する）睡眠時間の短さや睡眠の分断化

を示すアプリのデータを信じすぎてしまい，自身の睡眠に悩みを抱え，受診に来る患者さんも増えていると報告されています[7]．睡眠測定のゴールド・スタンダードである睡眠ポリグラフ記録（脳波・眼電図・筋電図）との同時計測による妥当性の検証の積み重ねが必要です．大きな問題点として，デバイス・アプリの開発会社はそれぞれ独自のアルゴリズムを採用しており，それを公開していないため睡眠指標の算出過程がブラックボックスであること，また頻繁にアルゴリズムやアプリがアップデートされることにより，取得データの妥当性の検証が困難になることがあげられます．患者さんが自身の睡眠データを持参して受診に来るケースも多々ありますが，睡眠アプリをとりまくこうした現状を押さえておくことが重要でしょう．

❹ ヘルスケアIoTによる睡眠改善サービスの展望

このような状況を背景として，筆者はパーソン・ドリブン・ヘルスケア社会の実現を掲げる「ヘルスケアIoTコンソーシアム」[8]の活動に参加し，**人々の睡眠状態の記録・可視化・改善に資する包括的サービスの構築**に携わっています．

具体的には以下の①〜④を行っています．

① 臨床医学的妥当性を備えた研究規格の睡眠・覚醒判定アルゴリズムを実装したウェアラブルデバイスの開発
② デバイスとリアルタイム通信を行うことが可能なIoTデータコレクタ（アプリ）の開発
③ より正確に把握・可視化された日々の睡眠状態と，個人の日々の活動量や心拍数，気分や自覚症状などの長期縦断データを関連付けるような高度な解析を行うクラウド自動解析システムの開発
④ その解析データに基づき個人に適切なタイミングで適切な介入指導を行う個人適合型介入技術の開発とその基盤システムの構築

このようなヘルスケアIoTプラットフォームの開発が実現されれば，睡眠障害をもつ患者さんや睡眠に問題を有する高齢者，より高いパフォーマンスを求めるアスリートや健康経営をめざす企業の経営者や労働者，さらには心身の健康と幸福な生活を求める一般の人々まで，幅広い人々を対象とした睡眠改善サービスが展開可能と考えています．今後の展開にぜひ期待していただければと思います（ヘルスケアIoTコンソーシアムでは，オープン・イノベーションの一環として会員向けに上記システムの無償提供を行います．このシステムをお使いいただけるコンソーシアム会員も募集しています）．

文 献

1) Kolla BP, et al：Consumer sleep tracking devices: a review of mechanisms, validity and utility. Expert Rev Med Devices, 13：497-506, 2016
2) Cole RJ, et al：Automatic sleep/wake identification from wrist activity. Sleep, 15：461-469, 1992
3) Ancoli-Israel S, et al：The role of actigraphy in the study of sleep and circadian rhythms. Sleep, 26：342-392, 2003

4) Beattie Z, et al：Estimation of sleep stages in a healthy adult population from optical plethysmography and accelerometer signals. Physiol Meas, 38：1968-1979, 2017
5) Baron KG, et al：Feeling validated yet? A scoping review of the use of consumer-targeted wearable and mobile technology to measure and improve sleep. Sleep Med Rev, 40：151-159, 2018
6) Ko PR, et al：Consumer Sleep Technologies: A Review of the Landscape. J Clin Sleep Med, 11：1455-1461, 2015
7) Baron KG, et al：Orthosomnia: Are Some Patients Taking the Quantified Self Too Far? J Clin Sleep Med, 13：351-354, 2017
8) ヘルスケアIoTコンソーシアムの公式ホームページ
https://healthcareiotcons.com

プロフィール　岸　哲史　*Akifumi Kishi*

東京大学大学院教育学研究科 身体教育学コース 助教
専門：教育生理学，睡眠科学
略歴：東京大学教育学部卒業（2006），東京大学大学院教育学研究科修士課程修了（2008），同博士課程修了（2011）．日本学術振興会特別研究員DC（2009），米国ニューヨーク大学医学部博士研究員および米国ベス・イスラエル・メディカルセンター博士研究員（2010），日本学術振興会海外特別研究員（米国ニューヨーク大学医学部）（2013）を経て，2014年8月より現職．平成29年度東京大学卓越研究員．

特集　睡眠問題，すっきり解決！

乳児期の不眠
「赤ちゃんが寝てくれず，私も不眠で困っています」

安来志保

Point

- 赤ちゃんの生体時計のリズムを早くつけるには「朝は明るくにぎやかに，夜は暗く静かに」が原則
- お母さんの疲れやすい，眠れないなどの症状を，単なる産後の寝不足によるものと軽くみないように注意しましょう．産後うつ病が隠れていることがあります
- お母さんの周囲のサポートを強化するためには，情緒的ならびに実際的なサポート体制の確立が重要です

Keyword ▶ 　乳児の睡眠パターン　　睡眠習慣形成　　産後うつ病

はじめに

　産後は，お母さんにとって子どもを育てる喜びを感じる一方で，身体的・心理的に大きな負担を伴う時期ともいえます．産後1カ月の初産婦の17.4％が「夜泣きのため眠れない」という不安を抱えているという報告があります[1]．乳児をもつお母さんの大きな関心事の1つといえば，「寝かしつけ」「夜泣き」への対応があげられるでしょう．また，赤ちゃんの夜の睡眠時間が長いほどお母さん自身の睡眠に対する満足度が高く，子育てに対して順調だと答えたお母さんが多かったことも明らかにされており[2]，赤ちゃんの睡眠状況がお母さんの心理面に与える影響は大きいと考えられます．
　そこで，「夜泣きのため眠れない」という悩みをもつお母さんにどのように対応していくか考えてみたいと思います．

> **今回の患者さん**　育児に奮闘しているお母さん
>
> エミさんは33歳の女性です．2カ月前に第1子のノゾミちゃんを出産しました．本日は，ノゾミちゃんのワクチンデビューのために受診しました．ノゾミちゃんは発育も発達も順調で，ロタウイルスワクチン，Hibワクチン，肺炎球菌ワクチン，B型肝炎ワクチンを接種しました．エミさんは，疲れてとても不安そうな顔をしています．「赤ちゃんのお世話が大変な時期ですよね．ご自分の体調でお困りのことはありませんか？」と尋ねるとエミさんは「ノゾミが夜に何度も泣いて起きるんです．そのたびにオムツを替えたり，おっぱいをあげたりしています．友達に聞いても最初のうちは夜に何回も泣いて起きるけどそのうち寝るようになるよ，と言われて．でも毎晩そんな感じなので私が眠れなくて疲れがたまっているみたいなんです…．」

1 赤ちゃんの眠り

　もともと人間の体内時計は25時間の周期ですが，朝の光や食事などの刺激を受けて，24時間の地球の自転周期に合わせて毎日リセットしています（別稿「思春期の不眠」を参照）．新生児の場合は，睡眠覚醒リズムは昼夜関係なく3〜4時間ごとに睡眠と覚醒をくり返しています．ですから，昼間と夜間では睡眠時間に差はほとんどありません．その後，成長に伴い，生体時計が機能するようになり，少しずつ朝起きて，夜に寝るというリズムがつくられていきます．

　新生児の睡眠/覚醒サイクルが24時間周期と一致した概日リズムを示すのは，生後3カ月頃とされます．新生児期の睡眠は，生物時計機構が十分に確立されていないため，前述のような多相性睡眠を示し，1日当たりの総睡眠時間は出生時に約13〜15時間と人生のなかで最も多くなります．生後1年間は脳の発達に合わせて睡眠がダイナミックに変化する時期であり，1日当たり総睡眠時間は急激な減少を示します．1日当たりの総睡眠時間の減少量は0〜6カ月では，ひと月ごとに約10分，7〜12カ月では約5分と月齢が上がるにつれて次第に減少率は緩やかとなっていきます．この生後1年間のうちに主な睡眠時間帯が夜間となる睡眠固定がみられ，3カ月でおよそ半数，12カ月では80〜95％の乳児が夜間固定を示します[3]．

2 赤ちゃんがよく眠れるように 〜睡眠習慣形成〜

　「赤ちゃんは夜泣きするもの，そのうち治る」という一般認識が根強いですが，欧米の研究によると，寝渋りや頻回の夜泣きなどの乳幼児の睡眠問題には行動療法が有効であることが検証されています[4]．日本でも，4カ月健診を受診したお母さんへの乳児の睡眠についての簡単な教育介入により，4〜7カ月にかけて生じる夜泣きの増加を予防できたという報告があります[5]．また，赤ちゃんの睡眠の習慣形成は早いほどよいということ，夜の眠りが大切，といわれています[6]．その教育介入について一部をご紹介したいと思います．

> **ここが総合診療のポイント！**
>
> 　乳幼児の睡眠問題には，「目ざめと眠りのリズム」をなるべく早くつけて，夜に集中して眠るように睡眠習慣を形成することが大切です．

● 眠りを助ける新生児からの共通ルール[6]

a）昼と夜のメリハリをつける

昼は部屋を明るく，音楽や声掛けをして静かすぎないように．逆に夜は静かに，暗くすること．これで体のリズムがつくられやすくなります．夜中は，授乳やおむつ替えも静かにすばやくしてしまいましょう．

b）よい睡眠は規則的な生活リズムから

赤ちゃんには，規則的な生活リズムが大切です．それには，朝の目覚めと寝かせる時刻をいつも同じにするのが一番です

c）眠る前はリラックスできるように

寝かしつける2時間前くらいから，リラックスできるような環境をつくりましょう．照明を落として，静かな音楽をかける，ぬるめのゆっくりとした入浴など．寝る場所や時刻がいつもと同じだと安心できます．子守唄を寝る前の決まりごとにするのもよいでしょう．

また，寝かすときは刺激せずに静かにしましょう．うとうとしたらそっと1人でベッドに移してみましょう．

お母さんへの情報提供は，表1のようなチェックリストも活用できると思います．

表1 ◆ チェックリスト

あなたはいくつ実行していますか
すぐにもできることです．積極的にとりいれてください

- ☐ 寝る前2時間は静かに暗くしている
  リラックスにはまず光と音の刺激を減らします
- ☐ 動きやすい服で快適な室温に
  手足が自由に動かせるように，ゆったりとした吸湿性の良い服に．
  暑すぎず寒すぎず，18～20℃程度の室温が理想的
- ☐ ぬるめのお風呂にゆっくりと入れる
  眠る前に，お風呂でのんびり温まるのも眠気を誘います
- ☐ 寝かせる時刻をだいたい決めている
- ☐ 起こす時刻をだいたい決めている
  平日も休日も，できるだけ同じ時刻に起こすようにします
- ☐ 寝かせる場所をいつも同じにしている
- ☐ 寝る前の子守唄やお話など決まりごとがある
- ☐ 声かけや遊びなどを，夜よりは昼に多くしている
- ☐ 夜中の授乳やおむつ換えは，静かに刺激しないようにする
- ☐ 昼寝を長くしすぎない（3時間まで）ように注意している

（文献6より引用）

❸ お母さんのケア

　お母さんの身体は，出産の前後で劇的なホルモン動態の変化を経験し，分娩に伴う会陰痛や腰痛，授乳に伴う乳房の変化による痛みなどさまざまな痛みや辛さを抱えながら育児をしています．プライマリ・ケアを担う医師にとって，乳児を抱えるお母さんのケアも重要です．

　周産期の女性や発達早期にある子どもたちは精神保健の問題への介入において重要な対象の1つと考えられています．その理由としては，まず，精神保健の問題のなかでも，うつ病は最も頻度が高く，個人や家族，ひいては社会に与える損失の大きさに注意が喚起されていること，そして，**うつ病は女性により多くみられ，最も起こりやすい時期が周産期であること**です．さらにこの時期は，**子どもの側からみると発達早期の愛着形成など基本的な情緒発達の臨界期**にあたります．このため，うつ病の結果として生じる，お母さんの家事や育児の負担の増大と養育の困難は，子どもの心身の成長に大きな影響を及ぼすことにもつながるのです[7]．

1) 産後うつ病とは

　産後うつ病の罹患率は10〜20％にも及ぶといわれています．原因としては，まだ詳細な病態はわかっていません．現時点では，心理社会的環境や文化的なリスクのうえに，妊娠・出産に伴う内分泌学的なドラマティックな変化などの生物学的な因子も加わることで発症するのではないかと考えられています[8]．

　産後うつ病の症状としては，そのほかの時期のうつ病と同様，気分の落ち込み，楽しみの喪失，食欲，睡眠，意欲などに障害がみられ，罪責感や希死念慮さえ抱くこともあります．疲れやすい，眠れない，やる気が起きない，などの身体症状は，うつ病でない産後のお母さんでもある程度は感じていることであるため，周囲から見ると単なる産後の寝不足や疲れの蓄積として，それほど大変に思われず，軽くみられてしまうこともあります．

> **▶ ここがピットフォール**
>
> 　疲れやすい，眠れないなどの身体症状は，産後のお母さんにはよくみられる症状ですが，産後うつ病が隠れている場合があります．

2) 早期発見と治療やサポートが大切

　産後うつ病の多くは，早期発見とメンタルケア，周囲のサポートによって良好な経過をたどるといわれています．早期発見のために，日本も含め国際的にエジンバラ産後うつ病質問票（Edinburgh postnatal depression scale：EPDS）が普及しており，広く利用されています[9]（表2）．EPDSでは9点以上で産後うつの可能性が高いとされています．あくまでもスクリーニングであり，9点以上の高得点であれば産後うつ病と診断されるのではなく，あくまでも可能性が高いというだけです．高得点であれば，その後に構造化面接を行って診断をきちんとつけることが大事です．

　周囲のサポートを強化していくにあたって，最も重要な側面として，情緒的ならびに実際的なサポート体制の確立があります．パートナーをはじめとして，家族や地域の人たちの協力も

表2 ◆ エジンバラ産後うつ病質問票(EPDS)

産後の気分についておたずねします．あなたも赤ちゃんもお元気ですか．最近のあなたの気分をチェックしてみましょう．今日だけでなく，過去7日間にあなたが感じたことに最も近い答えに○をつけてください．必ず10項目全部に答えてください．

1. 笑うことができたし，物事の面白い面もわかった． (0) いつもと同様にできた． (1) あまりできなかった． (2) 明らかにできなかった． (3) 全くできなかった．	**6. することがたくさんあって大変だった．** (3) はい，たいてい対処できなかった． (2) はい，いつものようにうまく対処できなかった． (1) いいえ，たいていうまく対処した． (0) いいえ，普段通りに対処した．
2. 物事を楽しみにして待った． (0) いつもと同様にできた． (1) あまりできなかった． (2) 明らかにできなかった． (3) ほとんどできなかった．	**7. 不幸せな気分なので，眠りにくかった．** (3) はい，ほとんどいつもそうだった． (2) はい，時々そうだった． (1) いいえ，あまり度々ではなかった． (0) いいえ，全くそうではなかった．
3. 物事がうまくいかない時，自分を不必要に責めた． (3) はい，たいていそうだった． (2) はい，時々そうだった． (1) いいえ，あまり度々ではなかった． (0) いいえ，全くそうではなかった．	**8. 悲しくなったり，惨めになったりした．** (3) はい，たいていそうだった． (2) はい，かなりしばしばそうだった． (1) いいえ，あまり度々ではなかった． (0) いいえ，全くそうではなかった．
4. はっきりとした理由もないのに不安になったり，心配したりした． (0) いいえ，そうではなかった． (1) ほとんどそうではなかった． (2) はい，時々あった． (3) はい，しょっちゅうあった．	**9. 不幸せな気分だったので，泣いていた．** (3) はい，たいていそうだった． (2) はい，かなりしばしばそうだった． (1) ほんの時々あった． (0) いいえ，全くそうではなかった．
5. はっきりとした理由もないのに恐怖に襲われた． (0) いいえ，そうではなかった． (1) ほとんどそうではなかった． (2) はい，時々あった． (3) はい，しょっちゅうあった．	**10. 自分自身を傷つけるという考えが浮かんできた．** (3) はい，かなりしばしばそうだった． (2) 時々そうだった． (1) めったになかった． (0) 全くなかった．

(文献10より)

不可欠です．まず，パートナーや家族が「産後うつ病」という病気をきちんと理解して，本人と一緒になって治療に向き合っていかなければなりません．

3) さまざまなサポートの形

　生まれたての赤ちゃんの育児は，お母さんにとってはとても大きな仕事となります．ですから，赤ちゃんの世話を手助けしてあげるだけでも，非常に大きなサポートになります．パートナーであれば，休みの日に赤ちゃんの世話をすることでお母さんが解放される時間をつくってあげることが大切です．また，両親や友人の助けなどを必要なときに受けられるような環境も大切です．

　最近，メディアによく登場している言葉に「ワンオペ育児」があります．何らかの理由で，1人で仕事，家事，育児のすべてをこなさなければならない状態を指す言葉で，たいていはお母さんが1人で育児を担っていることが多いといわれています．厚生労働省によると，少子化や核家族化の進行，地域のつながりの希薄化など，社会環境が変化するなかで，身近な地域に相

談できる相手がいないなど，子育てが孤立化することにより，その負担感が増大しているといわれています[11]．「近所の話し相手がいますか」という質問に対し，「いない」と答えた4カ月児をもつお母さんの割合は1980年には15.5％であったものが，2003年には32.0％と2倍以上に増加し，約3人に1人のお母さんが孤立しているという報告もあります[12]．この状況は，子育てにかかわる大人が減った＋周囲の協力が得にくい環境になっているといえます．この環境が「ワンオペ育児」を生み出しているのかもしれません．最近では，家事代行業やドゥーラ[※13]など家事や育児を手伝ってくれる会社やシステムもありますので，それを上手に活用することもよいでしょう．

患者さんの経過・その後

エミさんに，赤ちゃんの眠りを助けるルール，赤ちゃんの睡眠習慣形成のためのチェックリストについてお話しすると，「昼寝の時間がついつい長くなってしまうので昼は遊ばせるようにしたい」「夜泣いたときに部屋の電気をつけてすぐに抱き上げてあやしてしまうのでなるべくすぐに抱き上げたりせずに暗い中でまずはトントンしてみるようにしたい」「夫が遅く帰ってきたときに泣いたノゾミちゃんをあやして泣き止ませてくれるが，その後遊んでしまって夜に刺激を与えてしまっている．夜はあまり刺激しないようにしたい」などの改善点が出てきました．夫が積極的にノゾミちゃんをあやしてくれるのはとてもよいことなので，休みの日の昼にたくさん遊んでもらうようにしてはどうかと提案しました．

産後うつ病も疑いEPDSを実施しました．合計得点は2点で，今のところ産後うつ病の可能性は低いようですが，なるべく周囲からのサポートを得るようにお話ししました．周囲のサポートについて聞いてみると，夫婦ともに両親は遠方に住んでおり，日常的に手を借りるのは難しいようです．エミさんは出産まで仕事をしており，近所づきあいもなく，周囲に頼れる人はいません．ファミリーサポートやドゥーラの利用についても情報提供しました．

まとめ＆おわりに

乳児期の「寝かしつけ」や「夜泣き」の問題に悩まされているお母さんは多いです．しかし，「赤ちゃんは夜泣きするもの．成長とともに治まる」と考え，我慢しているお母さんも多いと思います．「目ざめと眠りのリズム」をなるべく早くつけて，夜に集中して眠るように睡眠習慣を形成する支援ができるとよいと思います．また，眠れない，疲れやすいという産後のお母さんによくみられる症状が単なる産後の寝不足ではなく，産後うつ病の症状であることも多いので注意が必要です．

※ ドゥーラとは：妊娠中から出産・産後までの期間，母親によりそい，日常生活をサポートする専門家（ドゥーラ協会HPより）．

文 献

1) 成相昭吉：1ヵ月乳児健診における母親の「育児不安」調査．子どもの心とからだ，21：240-245，2012
2) 藤田史恵：1か月児の夜間睡眠に影響を与える要因に関する研究．久留米醫學會雑誌，78：20-29，2015．
3) Galland BC, et al：Normal sleep patterns in infants and children：a systematic review of observational studies. Sleep Med Rev, 16：213-222, 2012
4) Mindell JA：Empirically supported treatments in pediatric psychology：bedtime refusal and night wakings in young children. J Pediatr Psychol, 24：465-481, 1999
5) Adachi Y, et al：A brief parental education for shaping sleep habits in 4-month-old infants. Clin Med Res, 7：85-92, 2009
6) 「赤ちゃん夜しっかり眠って」（足達淑子，山上敏子/著），健康行動出版，2006
7) 「事例とミニレクチャーで学ぶ産後の母親のメンタルヘルス支援活動—企画・立ち上げから実践まで」（鈴宮寛子，他/著），母子保健事業団，2008
8) 「これからはじめる周産期メンタルヘルス 産後うつかな？と思ったら」（宗田聡/著），南山堂，2017
9) 「EPDS活用ガイド 産後うつ病スクリーニング法と産後健診での正しい対応」（岡野禎治/監，宗田聡/著），南山堂，2017
10) 「産後うつ病ガイドブック EPDSを活用するために」（Cox J, Holden J/著，岡野禎治，宗田聡/訳），南山堂，2006
11) 厚生労働省：平成26年度版厚生労働白書 健康長寿社会の実現に向けて～健康・予防元年～ 第1章 子どもを産み育てやすい環境づくり．2014
   https://www.mhlw.go.jp/wp/hakusyo/kousei/14/dl/1-01.pdf
12) 「子育ての変貌と次世代育成支援—兵庫レポートにみる子育て現場と子ども虐待予防」（原田正文/著），名古屋大学出版会，2006
13) ドゥーラ協会：https://www.doulajapan.com

プロフィール

安来志保 *Shiho Yasugi*

日本医療福祉生協連家庭医療学開発センター（CFMD）/和田堀診療所
私自身が1人目の産後に孤独を感じた経験があり，産後のお母さんのケアに興味があります．予防接種や乳児健診で受診した赤ちゃんを診たときにお母さんの表情にも気を配ってみてください．赤ちゃんもお母さんもケアできるのは家庭医ならではだと思っています．

特集　睡眠問題，すっきり解決！

思春期の不眠
「子どもがスマホばかりして寝るのが遅く，
　朝も起きられず困っています…」

伊豆倉 遥，濱井彩乃

Point
- 思春期というライフステージと，現代の睡眠の実態を把握しましょう
- 概日リズム睡眠障害とその影響を理解しましょう
- 環境調整や認知行動療法の視点から対策を考えましょう

Keyword ▶　概日リズム睡眠障害　　スマートフォン依存　　ゲーム障害

1 日々変わりゆく環境

「子どもがスマホばかり見ていて夜更かしが多く，朝起きられずに困っています」
　総合診療にかかわる皆さんのなかに，このような相談をされた経験のある方はいるでしょうか．
　ある女子中学生にスマートフォンの利用状況を聞き，筆者はとても驚きました．学級のほとんどの生徒がスマートフォンを持っていて，SNSの1つであるLINEアプリを多く利用しているとのこと．複数のグループでトークが行われ，0時を過ぎても会話をしている生徒がおり，翌朝には約300件ものメッセージが残されているとのことでした．
　また，ある日の2歳と8カ月の姉妹の診療でのことです．姉は母のスマートフォンを片手に持ち，診察室でも画面に釘付けです．話しかけてもこちらを見向きもしません．母によるとスマートフォンを与えるという手段は最も本人が落ち着くようで，ママ友との会では子どもたちはみんなそれぞれスマートフォン，母たちは会話を楽しむという場面がよくあるのだそうです．
　これらはいずれの例も，10年前には想像すらできなかった状況かもしれません．さらに10年後はどのような社会になっているのでしょう．

❷ 思春期というライフステージ

　思春期は子どもから大人に向かって発達する過程であり，自己認識の確立段階です．エリクソンのライフサイクル論において，思春期・青年期ではアイデンティティの形成を意識し，友人など周りの反応をみながら自己認識，自己洞察ができるようになっていきます[1]．他者とのかかわりに関心がある思春期は，学童期に比べ周囲の環境がアイデンティティに大きく影響を及ぼすことになります．

❸ 睡眠障害

　思春期の成長・発達に必要な睡眠に関する障害について，医学的観点から眺めてみましょう．米国睡眠学会（American Academy of Sleep Medicine：AASM）が睡眠障害国際分類第3版（International Classification of Sleep Disorders, Third Edition）で7つの分類を提示しています[2]．不眠症，睡眠関連呼吸障害群，中枢性過眠症群，睡眠時随伴症群，概日リズム睡眠障害群，睡眠関連運動障害群，その他の睡眠障害です．このなかでも現代の生活スタイルに関連するのが「概日リズム睡眠障害群」です[3]．

1）概日リズム睡眠障害群

　眠気を起こす機序には大きく2つあります．1つは，睡眠誘導にかかわるアデノシンなどの**睡眠物質**が覚醒している間に脳内に蓄積し，ある閾値に達すると人間は眠気を感じるようになるというものです．眠ることでこの睡眠物質は減少し，睡眠時間が不足すると増加するため"**睡眠負債**"を背負うことになります．

　2つ目は，**概日時計がつくる睡眠のタイミング**です．人間には概日時計が備わっており，それは環境の情報を受けとることで日々修正されます．例えば光や食事などが時刻合わせの作用をもつ環境情報であり，視床下部の視交叉上核において時刻合わせが行われます．このため昼には睡眠物質が蓄積した状態であっても覚醒状態を維持しようとし，夜間に深く持続的な睡眠をとれるようにしているのです．逆に，この**概日時計と生活の就寝のタイミングが合わないと睡眠の質が下がる**ことになります．

　現代では1日の多くを室内で生活するようになりました．室内の光は太陽の光よりきわめて弱く，夜の自然光よりずっと強いです．テレビやスマートフォンのような強い光は覚醒を維持するとともに，睡眠を誘導するホルモンであるメラトニン分泌を強力に抑制し，眠りを妨げる効果が大きいのです．そのため概日時計は自ずと夜型にずれる傾向があります．この状態は「慢性的な時差ぼけ」とも言え，テレビやインターネット，ゲームの普及により朝に起きられない子どもたちが増えてきていることとの関連が示唆されます．

　また近年増加している発達障害との関連では，自閉症スペクトラムに睡眠障害が合併しやすいことは知られており[4]，注意欠陥多動性障害ではインターネットに依存しやすいという報告があります[5]．

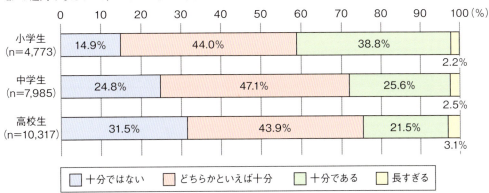

図1 ◆ 小中高生に対する睡眠調査
高校生になるほど寝る時間は十分ではないと考える人が多い.
(文献2より引用)

思春期の睡眠障害診療では，生活のリズムとテレビ・スマートフォン・ゲームの使用状況を問診することが重要です．また，発達障害の特徴がないかを意識し診療することも役立ちます．成長・発達歴を確認し家庭や学校生活の様子を細かく問診していきましょう．

2）睡眠障害の影響

慢性的な睡眠障害は，子どもたちの注意力や反応速度を低下させることがわかっています[6]．また短時間で質の悪い睡眠は，記憶の確立の低下に関係し[7]，対人コミュニケーションの悪化や交通事故を増加させ，うつ傾向などの症状を引き起こします[8]．さらに睡眠障害を伴う不登校児において，83.6％が小児慢性疲労症候群の診断基準を満たすという報告があります[9]．慢性疲労症候群は，十分な休養をとっても疲労が遷延し，自律神経失調症状が高頻度でみられ起立性調節障害が併存することが知られています．

睡眠障害は思春期の成長だけではなく，社会生活に対しても悪影響を及ぼします．学校や家庭での生活への影響を確認することも重要です．また，うつ病などの精神疾患に伴う不眠の可能性もあり，抑うつ症状は必ず確認をしましょう．

❹ 現代の睡眠の実態

現代における思春期の睡眠障害は社会的問題とさえ言える状況になってきています．文部科学省による小中高校生に対する調査では[10]（図1），「寝る時間は十分だと思いますか」という質問に対し，高学年になるほど「十分ではない」と回答しており，高校生では31.5％にまで増えています．同省の調査[11]では不登校の理由として34.7％が「不規則な生活リズム」と回答していました．

寝る時間が十分ではないと考える理由はどこにあるのか，不規則な生活リズムの実態をさらに詳しく調べたいと考え，筆者の診療地域の学校を対象に独自のアンケート調査を行いました．

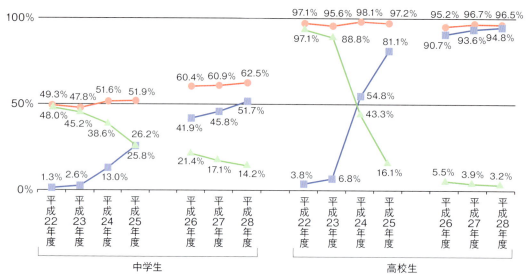

図2 ◆ 中高生の携帯電話やスマートフォンの所有率
「携帯電話やスマートフォンの所有率」より．平成23年から26年でのスマートフォン所有率の上昇は著しい．
― ：スマートフォン・携帯電話の所有・利用率
― ：携帯電話の所有・利用率
― ：スマートフォンの所有・利用率
なお，調査方法に違いがあるため，平成25年までと平成26年以降でグラフを分断している．
（文献12を参考に作成）

A）中学校の合計111人（男子53人，女子58人），B）高校の合計85人（男子25人，女子60人）から回答を得ました（回収率100％）．結果，A）の中学生の45.9％が睡眠不足と感じており，46.8％が日中眠くてしかたがない・寝てしまうと感じていました．睡眠不足の理由を問うと，テレビ・ゲーム・漫画・本・スマホの時間が長い，宿題や勉強で寝るのが遅いという回答があげられました．B）の高校生では44.2％が睡眠不足と感じており，69.8％が日中眠くてしかたがないと回答しました．睡眠不足の理由は，部活で帰りが遅い，スマホやテレビの時間が長いという回答が目立ちました．まとめると，中高生の約半数が睡眠不足であると自覚しており，テレビ・ゲームやスマホなどが影響していると自覚しているようです．

❺ 依存と睡眠障害

次に，思春期の睡眠障害との関連が示唆される「スマートフォンへの依存」について見ていきましょう．

内閣府による報告書[12]では，高校生のスマートフォンの所有率が平成23年から平成26年のわずか3年間で6.8％から90.7％に急上昇しています（図2）．この急な変化により，利用にあたっての心構えやルールを考える前に，子どもたちが使用を開始している可能性があると考えます．今後は所有年齢がより一層若年化するのかもしれません．

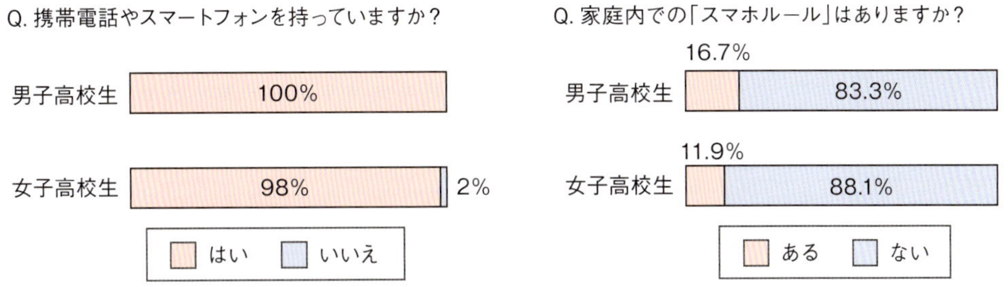

Q. 携帯電話やスマートフォンを持っていますか？

男子高校生　はい 100%
女子高校生　はい 98%　いいえ 2%

Q. 家庭内での「スマホルール」はありますか？

男子高校生　ある 16.7%　ない 83.3%
女子高校生　ある 11.9%　ない 88.1%

図3 ◆ 高校生に対する独自アンケート集計のグラフ

　筆者が行った独自のアンケートでは，高校生の98.9％がスマートフォンを所有しており，家族で利用のルールを決めていると答えたのはそのわずか13.3％でした（図3）．具体的には食事中は使わない，使える時間帯を決めておく，SNSの規制などでした．

　総務省の調査[13]では，「スマートフォンを利用したことで日常生活において減った時間」を尋ねています．最も多い回答は「睡眠時間」（40.7％）で，続いて「勉強の時間」（34.1％）でした．筆者独自のアンケートで気になった回答は，高校生において2時から4時にかけて就寝し，睡眠時間は4〜5時間程度の例が全体の3.5％の割合で存在し，いずれもスマートフォン利用による睡眠時間の減少が原因でした．

　それではどこからが「依存」といえるのでしょうか．「スマートフォン依存」の明確な診断基準はありません．Internet Addiction Test[3]（表）のようなスクリーニングテストは，依存の度合いをはかる参考になります．「DSM-5 精神疾患の診断・統計マニュアル」[14]では，「今後の研究のための病態」として「インターネットゲーム障害」が提案されました．2018年6月には世界保健機構（WHO）より国際疾病分類（ICD-11）が発表され，「ゲーム障害」が正式に疾病として認定されました．これらには使用時間や場所がコントロールできない，生活や健康に悪影響があるのにやめられないなどという状態があげられています．具体的な診断や治療は検討段階であり，今後の動向が注目されます．

❻ 対策

　本稿冒頭の質問を受けたら，どのように回答するとよいでしょうか．

1）認知行動療法とルールづくり

　まずは生活の実態や，睡眠に影響を及ぼす因子を認識する作業を行いましょう．具体的には，**睡眠日誌で就寝・起床時間や日中の眠気，活動への影響などを記録**します．子どもたち自身に睡眠日誌をつけてもらうことは，自己の睡眠への気づきの一助となります．

　睡眠のサイクルのアドバイスとしては，毎日の就寝時間を1時間以上ずらさない，平日と休日の就寝時間を大幅にずらさないよう勧めます．日中の適度な運動も大切です．

表 ◆ Kimberly Young のインターネット依存テスト

		全くない（1点）	まれにある（2点）	ときどきある（3点）	よくある（4点）	いつもある（5点）
1	気がつくと思っていたより，長い時間インターネットをしていることがありますか．					
2	インターネットをする時間を増やすために，家庭での仕事や役割をおろそかにすることがありますか．					
3	配偶者や友人と過ごすよりも，インターネットを選ぶことがありますか．					
4	インターネットで新しい仲間を作ることがありますか．					
5	インターネットをしている時間が長いと周りの人から文句を言われたことがありますか．					
6	インターネットをしている時間が長くて，学校の成績や学業に支障をきたすことがありますか．					
7	他にやらなければならないことがあっても，まず先に電子メールをチェックすることがありますか．					
8	インターネットのために，仕事の能率や成果が下がったことがありますか．					
9	人にインターネットで何をしているのか聞かれたとき防御的になったり，隠そうとしたことがどれくらいありますか．					
10	日々の生活の心配事から心をそらすためにインターネットで心を静めることがありますか．					
11	次にインターネットをするときのことを考えている自分に気がつくことがありますか．					
12	インターネットの無い生活は，退屈でもなしく，つまらないものだろうと恐ろしく思うことがありますか．					
13	インターネットをしている最中に誰かに邪魔をされると，いらいらしたり，怒ったり，大声を出したりすることがありますか．					
14	睡眠時間をけずって，深夜までインターネットをすることがありますか．					
15	インターネットをしていないときでもインターネットのことばかり考えていたり，インターネットをしているところを空想したりすることがありますか．					
16	インターネットをしているとき「あと数分だけ」と言っている自分に気がつくことがありますか．					
17	インターネットをする時間を減らそうとしても，できないことがありますか．					
18	インターネットをしていた時間の長さを隠そうとすることがありますか．					
19	誰かと外出するより，インターネットを選ぶことがありますか．					
20	インターネットをしていないと憂うつになったり，いらいらしたりしても，再開すると嫌な気持ちが消えてしまうことがありますか．					

あなたの得点は _____ 点

得点が高いほど依存の度合いが強いことになります．
【20〜39点】平均的なオンライン・ユーザーです．
【40〜69点】インターネットによる問題があります．インターネットがあなたの生活に与えている影響について，よく考えてみてください．
【70〜100点】インターネットがあなたの生活に重大な問題をもたらしています．すぐに治療の必要があるでしょう．

開発者 Kimberly Young 博士からライセンスを得て翻訳・使用
翻訳者：久里浜医療センター TIAR
バックトランスレーションによる妥当性確認：Michie Hesselbrock 教授（米国コネチカット大学）

（文献3より引用）

次に，睡眠障害の原因がスマートフォンやゲームであるならば，その対策を具体的に考えていきます．スクリーニングテストを行い，子どもと一緒に使用状況を振り返ることからはじめてみましょう．本来は親が子にスマートフォンを買い与える前にルールづくりをすることが理想的です．**「健康を損なわないためのルールを親子で話し合う」**というプロセス自体が重要です．就寝2時間前はスマートフォンを利用しない，使用時間の上限を決める，使う場所はリビングに限定するなど個別性を考慮したルールづくりを心がけましょう．具体的なルールを紹介しているサイト[15]も参考になります．

2）睡眠障害の薬物療法

前述のように非薬物療法が基本となりますが，小児や思春期の概日リズム睡眠障害に対し，外因性のメラトニンが睡眠時期を改善するという最近の報告があります．睡眠時間に関する行動療法に加え，メラトニン0.5 mgまたはプラセボを床につく1時間前に内服し，4週後の就寝時間を比較した研究では[16]，両群とも1時間以上就寝時間が早まり，介入群の就寝時間は対照群よりさらに34分程度早まりました．行動療法が有効であるうえに，薬物治療の有効性も示唆される結果です．日本ではメラトニン受容体アゴニストであるラメルテオン（ロゼレム®）の小児への適応はなく，**環境調整・行動療法・認知療法などが基本**です．Choosing Wiselyの睡眠薬の項目[17]において，AASMは小児の睡眠障害に内服は出さないよう勧告しています．

3）総合診療医として

学校関係者や親世代との勉強会や，児童への健康教室開催など，集団に対しての介入も大事な役割だと思います．もう1つ大事なことは，**大人自身の睡眠状況やスマートフォンの使い方を見直す機会をつくる**ことです．子どもの生活習慣は，大人に大きく影響を受けるため，家族全体の問題として捉える視点が大切ではないでしょうか．

おわりに

思春期の睡眠環境やスマートフォン利用状況は今後も変化していくことが予想され，実態の把握は欠かせません．私たち総合診療医が睡眠障害の影響を発信し続け，睡眠障害を抱える子ども自身が原因に気づき，具体的な対策をともに考えていけるよう，周囲の大人も巻き込んだ介入をしていきましょう．

文　献

1) 「Psychological Issues Identity and Life cycle」（Erikson EH），International Universities Press，1959．
2) 「睡眠障害国際分類 第3版」（米国睡眠医学会／著，日本睡眠学会診断分類委員会／訳），ライフ・サイエンス，2018
3) 「いま，小児科医に必要な実践臨床 小児睡眠医学」（兵庫県立リハビリテーション中央病院 子どもの睡眠と発達医療センター／編），診断と治療社，2015
4) Kotagal S & Broomall E：Sleep in children with autism spectrum disorder. Pediatr Neurol, 47：242-251, 2012

5) Yoo HJ, et al：Attention deficit hyperactivity symptoms and internet addiction. Psychiatry Clin Neurosci, 58：487-494, 2004
6) Beebe DW：Cognitive, behavioral, and functional consequences of inadequate sleep in children and adolescents. Pediatr Clin North Am, 58：649-665, 2011
7) Maski KP：Sleep-Dependent Memory Consolidation in Children. Semin Pediatr Neurol, 22：130-134, 2015
8) Komada Y, et al：Clinical significance and correlates of behaviorally induced insufficient sleep syndrome. Sleep Med, 9：851-856, 2008
9) Johdoi T, et al：Childhood chronic fatigue syndrome and school phobia in junior high students in Japan. Bulletin of the IACFS/ME, 17：107-114, 009
10) 文部科学省：平成26年度「家庭教育の総合的推進に関する調査研究」―睡眠を中心とした生活習慣と子供の自立等との関係性に関する調査―. 2015
http://www.mext.go.jp/a_menu/shougai/katei/1357460.htm
11) 文部科学省：不登校児童生徒への支援に関する中間報告. 2015
http://www.mext.go.jp/b_menu/houdou/26/10/1351936.htm
12) 内閣府：平成29年度 青少年のインターネット利用環境実態調査結果. 2018
http://www8.cao.go.jp/youth/youth-harm/chousa/h29/net-jittai/pdf/sokuhou.pdf
13) 総務省：高校生のスマートフォン・アプリ利用とネット依存傾向に関する調査報告書. 2014
http://www.soumu.go.jp/menu_news/s-news/01iicp01_02000020.html
14)「DSM-5 精神疾患の診断・統計マニュアル」（American Psychiatric Association/著，日本精神神経学会/日本語版用語監修，髙橋三郎，大野 裕/監訳，染矢俊幸，他/訳），医学書院，2014
15) 久里浜医療センター：PC，スマホ使用ルール作りのポイント.
http://www.kurihama-med.jp/tiar/tiar_14.html
16) Sletten TL, et al：Efficacy of melatonin with behavioural sleep-wake scheduling for delayed sleep-wake phase disorder: A double-blind, randomised clinical trial. PLoS Med, 15：e1002587, 2018
17) Amerigan Academy of Sleep Medicine：Five things physicians and patients should question. Choosing wisely, 2017
http://www.choosingwisely.org/societies/american-academy-of-sleep-medicine/

プロフィール

伊豆倉 遥 *Haruka Izukura*

安房地域医療センター 総合診療科
亀田家庭医総合診療専門医プログラムの専攻医です．乳児から思春期，高齢者の診療，急性期の病棟管理から慢性疾患の外来などさまざまなケースに日々奮闘しています．専攻医になってから在宅診療への興味が広がり，在宅・外来・病棟と横断的に診ることのできる医師をめざしています．

濱井彩乃 *Ayano Hamai*

安房地域医療センター 総合診療科
家庭医として小病院での臨床と教育をしながら，週1回家庭医クリニックで幅広い年齢層の診療をしています．思春期診療は難しいですが，発見とやり甲斐のある分野だと思います．スポーツ医学を勉強中で，若い世代が元気でいるためのサポートに役立てていきたいと思っています．

特 集　睡眠問題，すっきり解決！

コラム

子どもの不眠
〜思春期の不眠の初期対応

冨久尾　航

　学生服を着た中学生の男の子が，母親と一緒に診察室に入ってきます．受付であらかじめ聞いた受診理由の欄には「相談あり」とだけ記載されていました．
　男の子は診察室に入ると，一瞬戸惑うように立ち止まり，母親からそこに座りなさいと促されてはじめて患者さん用のスツールに腰掛けます．痩せ型で色白ですが顔色はさほど悪くありません．
　「今日はどうなさいました？」と聞くと，少し緊張した面持ちの学生服の男の子はそれには応えず，斜め後ろに腰掛ける母親の方をちらっと振り返りますが，母親は自分で言いなさいとはね退けます．
　質問を少しだけ変えて「今日は何か困ったことがあって相談に来たと伺っていますが」と聞いてみると，男の子は，「眠れないんです」とつぶやくように言いました．
　いつ頃からか聞いてみると，また母親の方を見るばかりで答えはありません．母親の表情からは「全くもう，この子はなぜそれくらいのことも答えられないの？」という不満が滲み出てきています．
　「実はお母さんの方が困っていて，お母さんに連れられて来たのかな？」と聞くと目を伏せてうなずきました．

　私の専門は心療内科で，普段は小児科内科のクリニックで一般外来を行っております．この中学生の症例は，外来での1コマをアレンジしたものです．対応がやや難しいと思われがちな思春期の不眠症について，私の経験をもとにして対応のポイントをまとめました．プライマリ・ケアにおける初期対応の一助となれば幸いです．

1　誰が困っているのか

　前述の症例のように，子どもはいかにも親御さんに連れて来られただけで「むしろ困っているのは親御さんの方なのかな」と感じることもしばしばあります．しかし，親御さんだけが困っ

ているなら，本人は抵抗して受診に至らなかった可能性もあります．やはり本人も何かに困っているはずと考えるべきでしょう．

親御さんが過剰に困っているように見える場合には，子どもとは別途の問題として，親御さんの不安耐性の低さや対処スキルの乏しさなどを考慮しておく必要もあるでしょう．

❷ 思春期の患者さんの病歴聴取は難しい

思春期の相談では，詳しく病歴をとろうとしてもすんなりといかないことが多いのではないでしょうか．感情や状況を言葉で表現することがまだ苦手な子もいます．

親御さんが最近の状況について要約してお話ししてくれることもありますが，やはり本人からの情報は欠かせません．

情報量が多いとされるオープンクエスチョンに対して戸惑いをみせることがしばしばあります．「最近の睡眠はどのような感じですか？」という聞き方には「…わからない」，「…（無言）」となってしまうのです．

一方，「はい」か「いいえ」で簡単に答えられるクローズドクエスチョンを用いても，要領よく情報を集められないことがあります．「不眠のほかに何か困っていることありますか？」と聞いても，「…ありません」の一言で終了となってしまいます．「何かストレスになることやきっかけはありましたか？」と背景を探ってみても「…特にないです」となりがちです．

1）「中立的質問」にて生活スタイルや支障の程度を知る

まずは比較的答えやすい学校生活について，「中立的質問」をしてみましょう．例えば，「今中学何年生かな？」「通学はバス？ 電車？」「何分くらいかかる？」「部活は何部？」などの答えがはっきりしている質問には答えやすいでしょう．

基本的な生活スタイルについての情報だけでなく，生活上の支障の程度を把握することがとても大切です．「今週は何回学校に行ったのかな？」といった中立的質問では，不登校の有無や程度を確認できます．子どもが質問に慣れてくると，「放課後は何をしているの？」などのややオープンな質問も有用です．

2）睡眠の質と量について具体的に聞きとる

質問に慣れてきたところで，「睡眠について少し詳しく教えてほしい」と断りを入れて，睡眠障害の程度を把握するための質問をします．聞いておくべき情報は成人例とあまり変わりありません．

「昨日は眠れましたか？」というクローズドクエスチョンには，「はい（実際の臥床時間は4時間）」，あるいは「いいえ（実際には2時間寝つけなかったが，臥床時間は8時間）」といった具合に，情報が正確とはいえないことがあります．このとき，「昨日ベッドに入ったのは何時？」「今朝ベッドから出たのは何時？」のように最近の睡眠状況についての中立的質問が有効です．親御さんからも情報をもらって事実関係を確認することも重要です．

思春期の子どもでは平日だけ睡眠不足で休日には過眠のパターン，睡眠時間はむしろ長めで夜全く寝つけず朝が起きられないというリズム障害のパターンが目立ちます．

3）不眠の背景にあるもの

不眠の背景にも目を向けることは大切なポイントです．腹痛や頭痛などの身体症状の確認も欠かせません．小児の代表的心身症といえる起立性低血圧をはじめ，喘息やアトピー性皮膚炎などの身体疾患の悪化が不眠の維持要因というケースもあります．

あるいは，この年代ならではの部活・受験・長時間通学・対人関係のストレスや，家族の問題・いじめ・不登校といった社会的問題があるかもしれません．ゲームやインターネットへの過度の依存傾向があることもあります（別稿「思春期の不眠」参照）．

4）背景を探ってみる

生活や睡眠の問題のパターンについての情報が得られれば，睡眠障害の背景を探ってみる必要があります．ところが，言いたがらなかったり，全くきっかけに気づいていなかったりすることもあります．「中学生くらいだとちょっとしたきっかけで眠れなくなることは結構ありますよ．○○さんも何かで忙しすぎたり，頑張りすぎたりってことはありました？」のように一般化しつつ，ストレス状況を把握します．過剰適応傾向のある真面目な中学生の場合，睡眠を削って学校・部活・塾の三重生活をしていてもそのストレスに気づけていないこともあります．

❸ 日を改めることも必要

生活上の支障の程度が小さい場合，専門医を急ぎで紹介するよりも日を改めて再度お話を聞くという対応をとりたいと考えます．1回目の面接では語られなかった真実が2回目以後に明らかになることもあります．「眠れないということについて，ぜひまた話を聞かせてほしい」とお伝えし，次回の予約はできれば1，2週間以内に入れておきたいものです．初回は親御さん同席で構わないですが，通院に慣れてきたら親御さんに席を外してもらって本人と2人で話し合ってみましょう．

生活上の支障の程度が大きい場合には，子どものこころの病気を扱っている精神科などの専門の医療機関との連携も考慮しながら，相談を継続すべきと考えます．

❹ 薬物療法は急がない

成人の場合と同じく，睡眠導入剤の安易な処方は控えるべきです．説明としては「睡眠の問題はありますが，学校や部活などの生活はできているようなので，睡眠薬は慌てて使う必要はないですよ．安易に薬を使うと，いずれ薬の量が増えたり止められなくなったりしますよ」とお伝えします．

❺ 精神疾患の診断は安易に下さない

　不眠症の背景として，自閉スペクトラム症・注意欠陥多動症をはじめとした神経発達症（発達障害）のほか，気分障害・社交不安症・強迫性障害・統合失調症といった精神疾患の存在は無視できませんが，その一方で，プライマリ・ケアの現場の初診で精神疾患の診断にまで至る必要性は低いと考えます．思春期の精神疾患の診断や評価には慎重さや経験が求められます．**診断よりも，支障の程度や背景要因を客観的に把握することが大切です．**

まとめ

　心の診療に慣れている心療内科医でも思春期の不眠症の診療は難しいものです．ゴール設定を「不眠を治す」に設定してしまうと特に難しく感じられます．

　まずは不眠があることを受け止め，誰がどのくらい困っているかをはっきりさせ，生活の支障の程度や背景要因を把握し，安易な薬物療法や診断告知に走らず，継続的に相談に乗ることを保証することが大切だと思います．

　そのうえで，ストレスへの気づきを促して，優先順位を決める，相談する，大事ではないことは少し先延ばしにしてみるといった問題解決の道を自分で選べるように促すことが短期的なゴールと言えるでしょう．

プロフィール　冨久尾　航　*Wataru Fukuo*

ふくお小児科アレルギー科
専門領域：心身医学，心療内科，アレルギー科，総合内科
全人的医療の実践をモットーとして心身医学を中心に学んできましたが，"言うは易く行うは難し"を痛感しています．あきらめずにプライマリ・ケアの現場にて模索を続けたいと思っています．

特集 睡眠問題，すっきり解決！

成人期の不眠
「夫のいびきがうるさくて困っています」

村野陽子

Point

- いびきの原因となる睡眠時無呼吸症候群（SAS）は日中の眠気のみならず多彩な症状があります
- SASの合併症や診断，治療を理解しましょう

Keyword ▶ SAS　ポリソムノグラフィー（PSG）　簡易モニター
在宅持続陽圧呼吸療法（CPAP）　口腔内装具

はじめに

　睡眠時無呼吸症候群（sleep apnea syndrome：SAS）は2003年に新幹線の運転手が眠ったまま運転をしていたことで，世間の注目が集まった疾患です．潜在的な患者数は300万人にも達すると考えられています．働く世代では日中の症状が仕事効率に影響し，時には事故につながる可能性も高くなります．また，合併症も多くあることを理解し診療にあたりましょう．

今回の患者さん

　68歳男性．もともと，2型糖尿病，高血圧症，脂質異常症で通院中の方です．身長166 cm，体重98 kg，BMI 34 kg/m^{2}と高度肥満があります．以前から妻から夜間のいびきと無呼吸の指摘がありました．生活指導を受けるも体重は増加傾向であり，最近は日中の眠気が強くなり仕事で使用する車の運転中にも眠くなるとのことでした．

1　睡眠時無呼吸の発生機序

　無呼吸とは呼吸に伴う気流が10秒以上停止した状態のことをいいます．無呼吸のタイプは無呼吸中の呼吸努力の有無から**閉塞型**，**中枢型**，**混合型**の3つのタイプに分類されます．閉塞型は無呼吸中に呼吸努力が認められ，胸郭と腹壁は奇異運動を示します．中枢型は呼吸中枢から

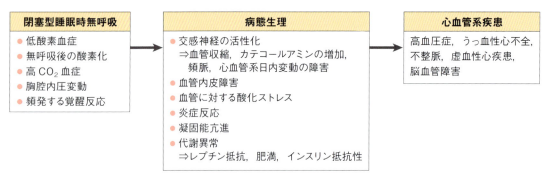

図1 ◆ OSA と心血管障害の発生とその病態生理
(文献1を参考に作成)

呼吸筋への出力が消失するため，胸郭および腹壁の動きがなくなります．混合型は同じ無呼吸発作中に中枢型から閉塞性に移行します．いずれも酸素飽和度の低下を伴います．このなかで，頻度の最も高いものが**閉塞型睡眠時無呼吸**（obstructive sleep apnea：OSA）です（図1）．OSA の無呼吸の発生因子は飲酒時や睡眠薬の服用によって上気道筋の緊張低下が起こる機能的異常と上気道閉塞をきたす口腔咽頭腔の狭小化の形態的異常があります．SAS の患者さんは，睡眠中に無呼吸，覚醒反応，呼吸再開をくり返します．主症状の日中の眠気は無呼吸に伴う睡眠中の頻回の覚醒反応により睡眠分断となることで引き起こされます．

❷ 症候

SAS の主な症状を（表1）に示します．問診では夜間のいびきや呼吸停止を家族など周囲の人に指摘されたことはないか，夜間に中途覚醒がないか，夜間にトイレは何回行くかなどを聴取します．また，起床時や日中の自覚症状を確認します．主症状の日中過眠の評価はエプワース眠気尺度（ESS）（表2）を用います．ESS は8つの状況設定を行い，各項目における眠気の評価を4段階で行う自己記入式尺度です．11点以上で強い眠気と判断します．そのほかに，アルコールの摂取など無呼吸を誘発する生活背景を聴取します．また，眠気につながる睡眠薬を含めた向精神薬や抗ヒスタミン薬の服用も確認します．

❸ 合併症

SAS の患者さんは一般人口と比べて高血圧症，虚血性心疾患，脳血管障害の合併が多く，またこれらの疾患には SAS を高頻度で認めます．症状のない睡眠呼吸障害の患者さんでも血管障害の発症リスクが指摘されています[3]．また，中等度以上の SAS 患者ではインスリン抵抗性や糖尿病の合併が多いことも示されています[4]．

表1 ◆ SASの主な症状

起床時の症状	熟眠感の欠如，口腔内乾燥，頭痛，頭重感
日中の症状	眠気，倦怠感，集中力・記憶力の低下
睡眠時の症状	いびき，呼吸停止，悪い寝相，夜間頻尿，頻回覚醒

表2 ◆ エプワース眠気尺度（ESS）

もし，以下の状況になったとしたら，どのくらいうとうとする（数秒～数分眠ってしまう）と思いますか．
最近の日常生活を思いうかべてお答えください．

以下の状況になったことが実際になくても，その状況になればどうなるかを想像してお答えください（①～⑧の各項目で，○は1つだけ）．すべての項目にお答えしていただくことが大切です．できる限りすべての項目にお答えください．	うとうとする可能性はほとんどない	うとうとする可能性は少しある	うとうとする可能性は半々くらい	うとうとする可能性が高い
① すわって何かを読んでいるとき（新聞，雑誌，本，書類など） →	0	1	2	3
② すわってテレビを見ているとき →	0	1	2	3
③ 会議，映画館，劇場などで静かにすわっているとき →	0	1	2	3
④ 乗客として1時間続けて自動車に乗っているとき →	0	1	2	3
⑤ 午後に横になって，休息をとっているとき →	0	1	2	3
⑥ すわって人と話をしているとき →	0	1	2	3
⑦ 昼食をとった後（飲酒なし），静かにすわっているとき →	0	1	2	3
⑧ すわって手紙や書類などを書いているとき →	0	1	2	3

（文献2より引用）

 ここが総合診療のポイント！

- 問診時は日中の眠気のみならず，起床時や夜間の症状も聞きましょう
- 起床時の頭痛や睡眠中のトイレの回数の増加はOSASの可能性を示す重要なサインです
- 中高年男性の夜間頻尿の訴えの際は前立腺疾患のみならず，SASも疑いましょう
- 高血圧症に対する血圧コントロールがよくない場合はSASを疑いましょう

④ 検査

1）簡易モニター

最も簡易なものは携帯可能なパルスオキシメータです（図2）．夜間就寝中のSpO_2推移を記録します．SpO_2下降指数でSpO_2がベースラインから3％以上下降する単位時間あたりの平均回数から無呼吸低呼吸指数（apnea hypopnea index：AHI）を推測します．簡易診断装置（図3）では鼻口気流，胸郭，腹部の呼吸運動，SpO_2などを同時に記録します．脳波の記録がないため，睡眠時間や睡眠の質の判定はできません．正確なAHIは判定できないため，簡易診断装置では軽症例を見落とす可能性があります．AHIが5以下と判定されても，臨床症候からOSASである可能性が高いと考えられる場合や，心血管系合併症などがある場合はポリソムノグラフィー（PSG）の精密検査で評価する必要があります．

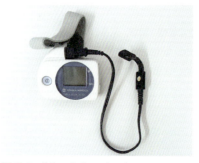
図2 ◆ パルスオキシメータ

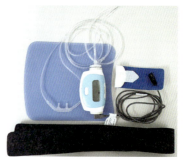
図3 ◆ 簡易診断装置

2) ポリソムノグラフィー

脳波（EEG），眼球運動（EOG），オトガイ筋筋電図（chin EMG）による睡眠段階判定と中途覚醒反応の検出，鼻と口の気流，胸腹部の換気運動，心電図，パルスオキシメータによるSpO_2測定などがPSGの基本的な測定項目です．OSASに周期性四肢運動（periodic limb movement：PLM）がしばしば合併するため，またPLMそのものが睡眠障害の原因となることから前脛骨筋筋電図も施行し，下肢の運動を記録します．施設によっては，睡眠中の行動観察のためにビデオ撮影をしているところもあります．

> **ここが総合診療のポイント！**
>
> PSGは専門医療機関で施行することになります．PSGは1泊もしくは2泊の入院での検査となります．PSGの費用は3割負担の方で約10,000円です．検査費用に加え，入院費，その他諸経費もかかります．また，検査は個室で行うことが多く，病院やクリニックによって個室代に差があります．

3) その他の検査

OSASは上気道の形態学的異常を伴うことが少なくありません．上気道は鼻腔，咽頭，喉頭ですが，なかでも咽頭が閉塞部位として最も頻度が多い点で重要となります．口蓋垂，口蓋扁桃，咽頭後壁を観察します．正常では開口時に口蓋垂，口蓋扁桃の大部分が見えますが，軟口蓋低位型（図4）では発声時でも口蓋垂，口蓋扁桃が舌に隠れて見えにくくなります．また，扁桃肥大も評価します．慢性の鼻炎や鼻中隔弯曲による鼻腔の狭窄など鼻腔内の診察も必要となりますので，耳鼻咽喉科と連携をとります．

❺ 診断

日中過眠もしくは閉塞型無呼吸に起因するさまざまな症候のいくつかを伴い，かつAHIが5以上の場合，症状がなくてもAHI＞15の場合にはOSASと診断されます．重症度分類は表3のようになります．

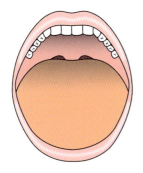

図4 ◆ 軟口蓋低位
発声時でも軟口蓋しか見えない．

表3 ◆ SASの重症度分類

軽症	中等症	重症
5 ≦ AHI < 15	15 ≦ AHI < 30	AHI ≧ 30

6 治療

1）生活指導

肥満のある方は食事・運動の指導をします．減量では上気道周囲の組織の肥厚が軽減することで，症状の改善がみられます[5]．寝る前のアルコール摂取などは無呼吸を誘発するため控えるよう指導します．睡眠薬の使用も同様に無呼吸を誘発するので注意が必要です．仰臥位での睡眠は無呼吸を起こしやすいので側臥位での睡眠を指導します．

2）耳鼻科的治療

口蓋垂が大きい，扁桃腺が肥大しているなどで咽頭の狭小化をきたしている場合は，口蓋垂軟口蓋咽頭形成術（UPPP）や口蓋扁桃摘出術の手術適応になります．手術治療でAHIの50％以上の減少を改善できるのは50％前後で，手術をしてもすべての無呼吸がなくなるわけではありません．

3）口腔内装具

2004年4月からOSASに対する口腔内装具（oral appliance：OA）治療が保険適用となりました．マウスピース様の歯科装具を用いて睡眠中の下顎の後退を防止することにより舌の沈下による気道の閉塞を防ぎます．主に軽症〜中等症のOSASや重症でも在宅持続陽圧呼吸療法（continuous positive airway pressure：CPAP）を継続できないOSASに用いられます．簡易モニターによる検査でAHIが15未満でESSが11未満，心・脳血管障害の既往や合併がない症例であればPSGを施行せずに，歯科，口腔外科と連携し作製が可能です．費用は診察費用，装具作製で10,000円程度（3割負担の場合）です．

4）在宅持続陽圧呼吸療法

鼻腔にとり付けた特殊なマスクから空気を送り込み，上気道内を常に陽圧に保つことで上気道の閉塞を防止する機器を用いた治療法です．AHIが20以上の場合に医療保険が適用されま

す．簡易検査でもRDIが40以上で日中の眠気や起床時の頭重感などの自覚症状が強ければPSGをせずにCPAPが医療保険の適用となります．保険診療でCPAP療法が行われる場合は月に一度の定期的な通院が必要となります．医療負担が3割の方であれば月々5,000円程度在宅持続陽圧呼吸療法指導管理料を支払うことになります．これには機器のレンタル料も含まれます．

> **ここが総合診療のポイント！**
> - OAの適用は簡易モニターによる診断でもよいケースがあります．またCPAPは，PSGでAHIが20以上であれば保険適用となりますが，簡易モニターによるスクリーニングですでにAHIが40以上であることが確認できれば，PSGをせずに保険適用でCPAPの導入が可能となります．PSGの検査や入院費用も抑えられ，患者さんにとっても有益です
> - 自覚症状の乏しい患者さんは検査や治療に対し消極的なことがしばしばありますが，高血圧症を伴っている方などには特にSASの合併症などを説明しその必要性を理解してもらいましょう

患者さんの経過・その後

今回の患者さんは日中の眠気の評価はESS 14点でした．外来で簡易モニターを用いてスクリーニングをすることになりました．検査結果ではAHIが53.3であり，SpO_2最低値は69％まで低下を認めました．患者さんは「仰向けだと苦しくて眠れない」といっており，普段から側臥位で寝ているようでした．実際に，検査時の体位記録では睡眠時間の75％は左向きとなっていました．CPAPの適応と判断し，PSGを施行せずにCPAPの導入となりました．導入後，日中の眠気が減るなど自覚症状の改善を認めました．CPAPの使用記録は機器に備え付けられており，外来では日々のAHIや使用時間，マスクの空気漏れがないかなどを確認し，使用に関して指導管理しています．

まとめ

SASは一般的によく知られた疾患ですが，主症状が眠気や倦怠感であることから医療機関への受診の機会を逸していることも多くあります．眠気は仕事効率の低下，事故，また個人のみならず社会的損失にもつながることがあります．日本人は欧米人に比べ肥満が軽いわりに顎の形態からSASの有病率が高いです．心血管系疾患や脳血管障害などにも影響します．本疾患を疑った場合は患者さんにSASの検査を勧めてください．

文　献

1) Shamsuzzaman AS, et al：Obstructive sleep apnea: implications for cardiac and vascular disease. JAMA, 290：1906-1914, 2003
2) 福原 俊一, 他：日本語版 the Epworth Sleepiness Scale (JESS) 〜これまで使用されていた多くの「日本語版」との主な差異と改訂〜. 日本呼吸器学会雑誌, 44：896-898, 2006
3) Yaggi HK, et al：Obstructive sleep apnea as a risk factor for stroke and death. N Engl J Med, 353：2034-2041, 2005
4) Punjabi NM, et al：Sleep-disordered breathing, glucose intolerance, and insulin resistance: the Sleep Heart Health Study. Am J Epidemiol, 160：521-530, 2004
5) Peppard PE, et al：Longitudinal study of moderate weight change and sleep-disordered breathing. JAMA, 284：3015-3021, 2000

参考文献

- 「成人の睡眠時無呼吸症候群 診断と治療のためのガイドライン」（睡眠呼吸障害研究会/編），メディカルレビュー社，2005
- 日本循環器学会, 他：循環器領域における睡眠呼吸障害の診断・治療に関するガイドライン．循環器病の診断と治療に関するガイドライン（2008-2009年度合同研究班報告），2010
- 「睡眠時無呼吸症候群診療ハンドブック」（榊原博樹/編），医学書院，2010

プロフィール　村野陽子　*Yoko Murano*
東京大学 保健・健康推進本部
専門：老年病学，呼吸器学
最近は日中の眠気の原因となる周期性四肢運動障害にも興味をもち研究に取り組んでいます．

特集 睡眠問題，すっきり解決！

高齢者の不眠
「トイレで1時間おきに起きちゃいます…」

井口真紀子

Point

- 高齢者の不眠は多くの因子がかかわる老年症候群であり，総合的なアプローチが必要です
- 夜間頻尿と不眠は相互に関係し合っています
- 夜間頻尿に対しても不眠に対しても，非薬物療法がまず治療の中心になります

Keyword ▶ 高齢者　頻尿　夜間多尿　老年症候群

はじめに

　加齢に伴い不眠の割合は増加し，高齢者の3割が何らかの睡眠障害を抱えているとされています．高齢者の不眠は多くの因子が関与する老年症候群であり，単一の原因を治療するだけでは解決しません．以上を前提としたうえで，本稿では夜間頻尿にフォーカスをあてて論じていきます．

今回の患者さん

　鈴木吾作さん（仮名），86歳男性．高血圧，糖尿病，変形性膝関節症で同居の家族の付き添いで外来通院中．家庭血圧は130/80mmHg台，血糖コントロールは良好．両膝の変形と痛みが強く，手押し車を使って歩いている．
　《内服薬》アムロジピンベシル酸塩錠（アムロジン®）1回5mg 1日1回（朝食後）
　　　　　　シタグリプチンリン酸塩水和物（ジャヌビア®）1回50mg 1日1回（朝食後）
　診療時に息子さんから相談があった．
　「先生，最近夜になると1時間おきにトイレに行って，ゴソゴソするから俺たちも目が覚めちゃって大変なんですよ．転んだりしたら心配だからこっちも面倒みるけど，寝たと思えばすぐ起き出してきてトイレトイレで困るんです．なんとかなりませんか」

1 睡眠の生理学

　　睡眠は生理現象の1つで，加齢でその性質が変化します．年齢に伴う生理的な変化が不眠の訴えになっていることもあります．本人の睡眠に対する思いや苦痛など病い体験を十分に聴取し，落としどころを探ることも重要です．実現不可能なゴールをめざして処方をどんどん増やすことのないように，加齢による自然な変化をまず理解しましょう．

1) 睡眠の長さ

　　文献によって多少差はありますが，20代の頃に8時間程度みられていた睡眠は加齢により徐々に減少し，75歳頃には6時間程度となります[1]．長時間連続して寝ることは難しくなります．

2) 睡眠の質

　　加齢とともに深睡眠が減少し，中途覚醒，浅睡眠が増えることが知られています[1]．ぐっすり眠った気がしないという訴えも一部には加齢による変化が影響しています．

3) リズム

　　「年寄りは早起き」といわれるように，加齢とともに体内リズムは前進し，早い時間にシフトします[1]．「早朝に目覚める＝早朝覚醒」と考えず，睡眠時間帯などを十分に聴取しましょう．

　ここが総合診療のポイント

　　加齢により短時間睡眠，浅い眠り，早寝早起きになります．

2 加齢に伴う睡眠障害

　　加齢により罹患率が増える不眠をきたす病態があります．レストレスレッグス症候群（むずむず脚症候群），睡眠時無呼吸症候群などが代表例です[1]．

　　見逃しやすいのがレム睡眠行動障害で，レム睡眠中の筋緊張の抑制が障害されるため夢内容に一致する体動がみられます[1]．夜間に大声をあげるなどして介護者の負担も強くなるため，的確な治療が必要になります．レム睡眠行動障害をきっかけにレビー小体型認知症やパーキンソン病などの背景疾患が明らかになり，原疾患の治療で生活全体の困難が改善される場合もあるため常に念頭においておきましょう．

　ここが総合診療のポイント

　　睡眠障害をきたす疾患を見逃さないことが重要です．特にレビー小体型認知症は長谷川式スケールでも失点しにくく見逃されやすいですが，治療効果も高く介入の意義が大きいです．

表1 ◆ 夜間頻尿の鑑別

膀胱機能不全	夜間多尿
● 膀胱出口の閉塞 ● 排尿筋の機能不全・大量の残尿 ● 過活動性膀胱・排尿筋の不安定性 ● 尿路感染 ● 膀胱容量の低下 ● 腫瘍，膀胱結石 ● CKD ● 骨盤底筋の弛緩（鼠径ヘルニア，子宮脱）	● 浮腫をきたす病態（心不全，ネフローゼなど） ● 睡眠時無呼吸症候群 ● パーキンソン症候群，アルツハイマー型認知症 ● 糖尿病，尿崩症 ● 低K血症，高Ca血症 ● 内服（利尿薬，Ca拮抗薬） ● カフェイン，アルコール ● 自律神経障害，静脈うっ滞 ● 過剰な水分摂取 ● 夜間頻尿症候群（おそらく夜間の抗利尿ホルモンの分泌低下）

（文献3より引用）

夜間頻尿

夜間頻尿の罹患率も年齢とともに増加します．夜間不眠と夜間頻尿は密接に関連しており，夜間頻尿が夜間不眠の原因なのか結果なのかを決定することは困難だといわれています[2]．十分な問診による生活状況や頻尿症状の把握，そして非薬物療法を中心としたアプローチが夜間頻尿・夜間不眠の治療の柱となります．

> ### ここがピットフォール
> 夜間頻尿が原因の不眠なら頻尿の治療で解決すると思いがちですが，高齢者の夜間頻尿と不眠は相互に関係しておりどちらが原因と決められません．

1）問診のポイント

頻尿は夜間のみなのか，24時間起こるのか，を確認します．**終日の症状は前立腺肥大や過活動性膀胱など泌尿器系疾患を疑います．**

夜間のみの頻尿は（表1）にあげた膀胱機能不全もしくは夜間の尿産生の増多，さらに睡眠障害と多くの因子が関与して起こります．このなかでも**夜間多尿症候群**は頻度が高いと言われます[3]．通常夜間尿量は1日尿量の1/3以下ですが，夜間尿量が増えて頻尿となります．1回の排尿量は日中と変化はないのが特徴で，抗利尿ホルモンの低下などが示唆されていますが，原因は未解明です．また，**夜間頻尿をきたす内服，アルコール，カフェイン，過剰な水分摂取，不眠の原因となる強いストレス**などがないかも確認しましょう．

2）検査

糖尿病や電解質異常，腎不全等の浮腫性の疾患の除外のために採血，尿検査を行います．PSA測定の意義はグレーなところですが，必要に応じて行います．腫瘍，膀胱出口部の閉塞機転を除外するために腹部エコーで腎臓・膀胱のスクリーニングも有用でしょう．また心不全による多尿の可能性も考え，胸部X線，BNP測定なども身体所見等から疑う場合は検討します．

表2 ◆ 国際前立腺症状スコア（IPSS）とQOLスコア

どれくらいの割合で次のような症状がありましたか	全くない	5回に1回の割合より少ない	2回に1回の割合より少ない	2回に1回の割合くらい	2回に1回の割合より多い	ほとんどいつも
この1カ月の間に，尿をしたあとにまだ尿が残っている感じがありましたか	0	1	2	3	4	5
この1カ月の間に，尿をしてから2時間以内にもう一度しなくてはならないことがありましたか	0	1	2	3	4	5
この1カ月の間に，尿をしている間に尿が何度もとぎれることがありましたか	0	1	2	3	4	5
この1カ月の間に，尿を我慢するのが難しいことがありましたか	0	1	2	3	4	5
この1カ月の間に，尿の勢いが弱いことがありましたか	0	1	2	3	4	5
この1カ月の間に，尿をし始めるためにお腹に力を入れることがありましたか	0	1	2	3	4	5

	0回	1回	2回	3回	4回	5回以上
この1カ月の間に，夜寝てから朝起きるまでに，ふつう何回尿をするために起きましたか	0	1	2	3	4	5

IPSS_____点

	とても満足	満足	ほぼ満足	なんともいえない	やや不満	いやだ	とてもいやだ
現在の尿の状態がこのまま変わらずに続くとしたら，どう思いますか	0	1	2	3	4	5	6

QOLスコア_____点

IPSS重症度：軽症（0～7点），中等症（8～19点），重症（20～35点）
QOL重症度：軽症（0，1点），中等症（2，3，4点），重症（5，6点）

（文献4より転載）

　病歴から前立腺肥大を疑うのであればIPSS（国際前立腺症状スコア，**表2**），尿意切迫症状がある場合，過活動性膀胱を疑い，OABSS（過活動膀胱症状スコア，**表3**）などの質問紙も診断の助けになります．症状のモニターとして排尿日誌をつけてもらうとより正確なアセスメントにつながります．

表3 ◆ 過活動性膀胱症状スコア

以下の症状がどれくらいの頻度でありましたか．この1週間のあなたの状態に最も近いものを，ひとつだけ選んで，点数の数字を○で囲んでください．

質問	症状	点数	頻度
1	朝起きた時から寝る時までに，何回くらい尿をしましたか	0	7回以下
		1	8〜14回
		2	15回以上
2	夜寝てから朝起きるまでに，何回くらい尿をするために起きましたか	0	0回
		1	1回
		2	2回
		3	3回以上
3	急に尿がしたくなり，我慢が難しいことがありましたか	0	なし
		1	週に1回より少ない
		2	週に1回以上
		3	1日1回くらい
		4	1日2〜4回
		5	1日5回以上
4	急に尿がしたくなり，我慢できずに尿をもらすことがありましたか	0	なし
		1	週に1回より少ない
		2	週に1回以上
		3	1日1回くらい
		4	1日2〜4回
		5	1日5回以上
	合計点数		点

過活動膀胱の診断基準　尿意切迫感スコア（質問3）が2点以上かつOABSS合計スコアが3点以上
過活動膀胱の重症度判定　OABSS合計スコア
　　　　　　　　　　　　軽症：　5点以下
　　　　　　　　　　　　中等症：6〜11点
　　　　　　　　　　　　重症：　12点以上

（文献5より引用）

患者さんの経過・その後①

　吾作さん「日中は特に困ってないんだけど，夜寝ているとおしっこに行きたくなって目が覚めてしまうんだ．寝つきはいいけどぐっすり寝た気はしないね．うちはトイレが廊下の端にあって寝る部屋から遠いんだよ．俺は膝が悪いから移動に時間がかかる．失敗はしたくないからさ，息子には悪いんだけど日中も夜もおしっこに行きたくなったらすぐにトイレに向かうようにしてるんだ．壁に手をついて転ばないように気をつけて行くから時間かかって，ギリギリ間にあうかどうかだな．尿量は日中と変わらないね．寝る前は水分は控えているけど，脱水になると危ないとテレビでよく言ってるから起きている間水分を2Lくらいはとるようにしているよ．アイスコーヒーが好きだね．」

　病歴からは前立腺肥大を疑うような尿線の狭小化や残尿感等もなく，また過活動性膀胱を疑うような尿意切迫感もありませんでした．身体所見上は下肢に軽度の浮腫がある程度で，器質

的疾患を除外するために採血（血算，電解質，肝・腎機能，血糖，HbA1c，PSA）と胸部単純X線，腹部エコーを行いましたが，明らかな異常所見はみられませんでした．

吾作さんの夜間の頻尿は単一の疾患によるものというよりは，加齢に伴って睡眠が浅くなったこと，Ca拮抗薬の内服，日中の過剰な水分とカフェイン摂取，夜間多尿症候群，膝関節痛と生活環境により尿意を我慢できない状況であること，などが重なって起こっていると考えられました．

3）非薬物的治療

a）原因の治療

睡眠時無呼吸症候群に対するCPAP導入（別稿「成人期の不眠」を参照）など，原因となりうる病態があれば対応しましょう．また，原因となりうる薬剤を内服している場合は可能な限り変更や中止を検討します．

b）生活指導

高齢者の夜間不眠・夜間頻尿に対しては生活指導も有用です．脱水を恐れる高齢者は多いですが，1日の水分量は体重の2〜2.5％程度で十分です[6]．ただ，就寝前の水分制限はあまり有用でないという説もあり[2]，あまり神経質に睡眠前の水分制限をする必要もありません．

日中の適度な運動も重要です．夕方あるいは夜間の20分程度の運動（散歩など）を行うこと，下肢を挙上して短時間の昼寝をすること，弾性ストッキングの使用[7]は，間質に貯留した水分を血管内に戻し，排尿につながるため症状の改善に有効だと言われています．

c）転倒予防

夜間の頻繁な起床は高齢者の転倒リスクを増大させます．夜間はベッドサイドに置いたポータブルトイレの利用，尿瓶の導入，夜間のおむつや尿取りパッドの使用なども検討する余地があります．

ただし，**排泄は人間の尊厳にかかわる領域であること，そして排泄のトラブルは老いを本人にも強く印象付けるつらい出来事となることは忘れてはいけません**．室内で排泄をすることに拒否的な反応を示すのは当然のことです．介護者の疲労や安全管理も考える一方で，本人の意見も十分に聞きながら相談していきましょう．なお，ポータブルトイレは介護保険でのレンタルではなく購入が必要です．経済的側面や置き場所の問題も含めて検討する必要があります．

4）薬物療法

成人の尿路症状ではα1遮断薬や抗コリン薬などを使うことが多いですが，高齢者の夜間頻尿症状に対してはそれらの薬剤は劇的な効果はもたらさないことが明らかになっています[7]．抗コリン薬は尿閉，口渇，認知機能低下など高齢者にとってはデメリットも大きく，ポリファーマシーの観点からも薬物治療が治療の第一選択とはなり得ません．非薬物的治療を十分に行ったうえで，適応を十分に考えて慎重に使用することが必要です．

a）前立腺肥大

残尿が多く実際に機能する膀胱容量が少ないために頻尿が起こっている場合はα1遮断薬（ハルナール®D，ユリーフ®，フリバス®）も検討します．受容体のサブタイプへの選択性に応じ

てその性質がきまり、頻尿症状を伴う場合はα_{1D}受容体選択性の強い以下の処方が推奨されます。

> **処方例**
> ナフトピジル（フリバス®）25 mg 1日1回（夕食後）
> 効果不十分の場合はデュタステリド（アボルブ®），PDE5阻害薬であるタダラフィル（ザルティア®）等の併用も検討します。

b）過活動性膀胱

処方をするなら抗コリン薬ですが、先述のように高齢者に安易な処方は禁物です。日本老年医学会の提示した「高齢者の安全な薬物療法ガイドライン2015」ではオキシブチニン（ポラキス®），ムスカリン受容体拮抗薬のコハク酸ソリフェナシン（ベシケア®），酒石酸トルテロジン（デトルシトール®），プロピベリン塩酸塩（バップフォー®）など過活動性膀胱治療薬の主だった薬剤が「中止を考慮すべき薬剤」として提示されています[8]。

高齢者に比較的使いやすいのはβ3アドレナリン受容体拮抗薬のミラベグロン（ベタニス®）1回25〜50 mg 1日1回（中等度以上の肝機能障害時、重度の腎機能障害時に減量）ですが、心血管系合併症のある高齢者には避け、既往のある患者さんでは心電図を確認してから開始します。

c）夜間多尿症候群

就寝前の利尿を目的とした昼以降の利尿薬投与やデスモプレシンの投与は効果があるとされています。

d）夜間不眠

先述のように夜間の不眠と頻尿はどちらが原因か結果か判然としないところがあり、不眠に対しても介入が必要です。不眠というと睡眠薬投与を考えがちですが、高齢者への睡眠薬投与は百害あって一利なしというべきでしょう。ベンゾジアゼピン系薬剤に限らず**すべての睡眠薬**で転倒や骨折、肺炎などの有害事象のリスクが高く、満足する効果よりも害の方が2倍生じやすいという報告もあります[9]。部屋を暗くする、日中はなるべく布団でごろごろしないなど一般的な生活介入（別稿「不眠症の睡眠衛生指導認知行動療法」を参照）を十分に行い、それでも不眠症状があるようならば睡眠薬処方を検討しますが、先述した理由から、**常に中止を念頭に置いた慎重な投与が必要です**。ベンゾジアゼピン系薬剤は高齢者では転倒リスクが高く推奨されません。非ベンゾジアゼピン系薬剤もリスクは同様に高いのですがゾルピデム（マイスリー®）等、筋弛緩作用が弱めの薬剤を少量ずつ使っていきます。メラトニン受容体作動薬（ロゼレム®），オレキシン受容体拮抗薬（ベルソムラ®）なども検討の可能性があります。

> **➡ ここが総合診療のポイント**
> 夜間のみの頻尿は泌尿器科疾患というより老年症候群と捉え、多角的な介入が必要です。薬物療法はリスクが高く、まずは原因の除去や生活習慣の改善、転倒予防などを中心に介入しましょう。

患者さんの経過・その後②

内服中のCa拮抗薬をACE阻害薬に変更しました．また吾作さんの体重に合わせて1日の摂取水分は1〜1.5L程度としました．コーヒーは1日1杯にし，あとは麦茶に変えてもらいました．昼寝のときには足を上げて寝てもらい，また夕方散歩をするようにしました．夜間起きたときに明るい方がトイレに行きやすいと照明を付けっ放しで寝ていましたが，ベッドからリモコンで操作できるようにしてもらい，部屋を暗くして眠るようにしました．これらの調整により，夜間の頻尿の回数は大幅に減少しました．それでもまだ2〜3回尿意で覚醒するため，その際はポータブルトイレを使うことにしました．ご家族，本人ともに楽になったと嬉しそうにされています．

おわりに

　高齢者の排尿の問題，そして同時に起こる不眠は，加齢に伴う多くの因子が関与する老年症候群だということを最後にもう一度強調しておきます．何か1つの原因を薬で解決してすっきり解決というわけにはいきませんが，生活全体を見て，本人の価値観に合わせてさまざまな介入を行うことで，全体として安定させることを手助けできるのが高齢者診療の醍醐味であるともいえるでしょう．

文献

1) 志村哲祥, 高江洲義和：高齢者不眠の病態と対応. 日本老年医学会誌, 54：323-328, 2017
2) Tyagi S, et al：Behavioral treatment of insomnia: also effective for nocturia. J Am Geriatr Soc, 62：54-60, 2014
3) Kujubu DA & Aboseif SR：Evaluation of nocturia in the elderly. Perm J, 11：37-39, 2007
　https://www.ncbi.nlm.nih.gov/pmc/articles/PMC3061378/
4) 「前立腺肥大症診療ガイドライン」(日本泌尿器科学会/編), p33, リッチヒルメディカル, 2011
　https://www.urol.or.jp/info/guideline/data/08_prostatic_hyperplasia.pdf
5) 「女性下部尿路症状診療ガイドライン」(日本泌尿器科学会女性下部尿路症状診療ガイドライン作成委員会/編), リッチヒルメディカル, 2013
　https://minds.jcqhc.or.jp/n/med/4/med0179/G0000653/0029
6) 「夜間頻尿診療ガイドライン」(日本排尿機能学会夜間頻尿診療ガイドライン作成委員会/編), Blackwell Publishing, 2009
7) 青木芳隆, 横山 修：高齢者夜間頻尿の病態と対処. 日本老年医学会誌, 50：434-439, 2013
8) 「高齢者の安全な薬物療法ガイドライン2015」(日本老年医学会, 日本医療研究開発機構研究費・高齢者の薬物治療の安全性に関する研究研究班/編), 日本老年医学会, 2015
9) 「日常診療に潜むクスリのリスク」(上野剛士/著) 医学書院, 2017

参考文献

・『「老年症候群」の診察室 超高齢社会を生きる』(大蔵 暢/著), 朝日新聞出版, 2013

プロフィール　井口真紀子　*Makiko Iguchi*

医療法人社団 祐ホームクリニック 副院長
上智大学大学院 実践宗教学研究科 死生学専攻 博士課程
専門：家庭医療, 在宅医療, 死生学
在宅医療の教育, 研修を行いながら, 老いや死などの喪失への向かい合い方を考える重要性を感じ, 大学院で死生学の研究もしています．総合診療は多方面への知へと開かれた学際領域でもあり, 研究を通じて人間とかかわる視角をより豊かなものにできればと思っています．

特集 睡眠問題，すっきり解決！

コラム

入院中の不眠に遭遇したら
～せん妄などとの鑑別方法，対処法

森川　暢

> **今回の患者さん**
>
> 89歳女性で認知症の既往歴があり，今回は尿路感染症で入院した．入院後不眠を認めたので，不眠時指示のトリアゾラム（ハルシオン®）を使用したが，大声をあげるなどの行為があり夜間は一睡もできなかった．バイタルサインや採血結果は問題なかった．CAM-ICUの結果では，せん妄とは言い難かったが，せん妄のリスクが高いと判断した．日中の活動時間を増加し，カレンダーを設置するといった環境調整を行い，不眠時指示をトラゾドン（デジレル®）に変更したところ，比較的落ち着いて良眠を得ることができた．

❶ まずはせん妄との鑑別

　高齢者診療をしていると入院中の不眠に遭遇する頻度は高いです．皆様は入院中の不眠に遭遇したら，どのように対処しているでしょうか？　入院中の不眠でまず気をつけることは，せん妄との鑑別です．

　まずは，**離脱せん妄**を忘れないことが肝要です．大量の飲酒やベンゾジアゼピンの長期大量投与がリスクとなります．通常のせん妄と比べて，交感神経の亢進が目立ち，発汗，興奮，散瞳などを認めることが多いです．手指振戦が目立つことも特徴的であり，手首を背屈させ保持することでより顕現化しやすいです．視覚，聴覚，触覚に関連した幻覚も出現し得ますが，特に小動物や虫などの幻視が特徴的です．重症例では強直間代性痙攣を認めることもあります．通常のせん妄ではベンゾジアゼピン投与は避けるべきですが，離脱せん妄であれば治療はベンゾジアゼピンになるため，正しく認識することが肝要です．また，アルコールに関連したビタミンB1欠乏症や脳出血，低血糖などほかの原因の除外を行う必要があります．

　次に，**せん妄**との鑑別です．せん妄の診断にはCAM-ICUが最も優れているとされています[1]（**図**）．CAM-ICUでは，①精神状態変化の急性発症または変動性の経過，②注意力欠如，③意識レベルの変化，④無秩序な思考の4つの所見のうち①，②に加えて，③か④のどちらかを

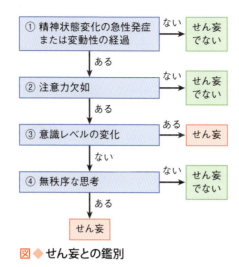

図 ◆ せん妄との鑑別

認めれば，せん妄と診断します．実際の現場に立ち会うことができなくても，これらの所見は**病棟の看護師から夜間の状況を聴取し看護記録を見る**ことで，判断できることが多いです．せん妄の診断には看護師との連携が欠かせないともいえます．

❷ せん妄を否定できたら

それでは，離脱せん妄やせん妄が否定的で，やはり不眠である場合，どのように対応すればよいでしょうか？

1）器質的疾患を除外

一見せん妄に見える器質的疾患を除外するためには，せん妄として対応する前に，最低限，バイタルサインと血糖が正常であることの確認を行う必要があります．呼吸困難（特に心不全の頻度が高い），疼痛，夜間頻尿，尿道カテーテルなどのデバイスは不眠の原因となりやすいです．それらの睡眠を妨げる因子を除外できるかを考える必要があります．

また，うつ病は不眠の原因として比較的経験されやすいです．高齢者では入院のストレスでうつ病を発症することも経験されるため，必ずうつ病のチェックは行うべきです．うつ病のスクリーニングは，「抑うつ気分」と「興味の低下，楽しく思える気持ちの欠如」の2つの質問で行います．それらのどちらかで異常があれば，比較的優れた診断特性を有するPHQ－9を行う必要があります[2]．

他には，「レストレスレッグス症候群（むずむず脚症候群）」も入院中の不眠の原因として経験されることがあるため，下肢異常感覚の有無も確認すべきです．

また患者さんが不眠を訴えても実際は眠れていることも経験されます．入院中であれば，やはり夜勤の看護師に直接確認することが最も確実な方法です．

2）器質的原因がない場合

　では，特に器質的な不眠の原因がなく，看護師から見ても不眠で困っていることが明らかである場合にどのように対応すればよいでしょうか？　まず行うべきは**非薬物療法**です．不眠における生活指導として，夜間よりも日中の生活指導がより重要です．高齢者では，特に日中の活動低下が不眠の原因となることが多いです．睡眠の質を上げるためにも，看護師と協働し病棟での安静度を上げ，必要であればリハビリを行うことで，可能な限り日中に離床を促す努力が必要です．いわゆる「昼寝」を行う時間を可能な限り少なくする必要があります．

　非薬物療法でも症状の改善が乏しく，本人および病棟の看護師も困る状況であれば薬物療法を考慮します．**薬物療法において注意すべきは，可能な限りベンゾジアゼピン系の睡眠薬を避けるべき**という点です．特定の薬物はせん妄の誘因となりえますが，ベンゾジアゼピン系睡眠薬はその代表的な薬物です[3]．それでは，入院中の不眠の薬物療法はどうすればよいでしょうか．筆者は，入院中の不眠の薬物療法の第1選択薬をトラゾドン（デジレル®）もしくはラメルテオン（ロゼレム®）としています．いずれも，軽症せん妄に対しても治療薬として使用が可能であり，さらにラメルテオンはせん妄の予防効果があることも示唆されています[4]．不眠症の総説でも，トラゾドンは少量であれば副作用が少なく，ベンゾジアゼピン系睡眠薬の代替薬として推奨されています[5]．筆者はトラゾドンを25 mgから開始し，必要に応じて徐々に増量しています．なお，せん妄の要素を伴う不眠には鎮静作用を有するクエチアピン（セロクエル®）が使いやすいです．クエチアピンも25 mgの最小量から開始することが多いですが，**クエチアピンは糖尿病に禁忌**であることに注意が必要です．

文　献

1) Luetz A, et al：Different assessment tools for intensive care unit delirium：which score to use? Crit Care Med, 38：409-418, 2010
2) Kroenke K, et al：The PHQ-9：validity of a brief depression severity measure. J Gen Intern Med, 16：606-613, 2001
3) Alagiakrishnan K & Wiens CA：An approach to drug induced delirium in the elderly. Postgrad Med J, 80：388-393, 2004
4) Hatta K, et al：Preventive effects of ramelteon on delirium: a randomized placebo-controlled trial. JAMA Psychiatry, 71：397-403, 2014
5) Winkelman JW：CLINICAL PRACTICE. Insomnia Disorder. N Engl J Med, 373：1437-1444, 2015

　森川　暢　*Toru Morikawa*
東京城東病院 総合診療科 チーフ
総合内科と家庭医療を融合させた病院総合医を目指しています．誤嚥性肺炎や高齢者医療がメインフィールドですが，診断学も好きです．幅広くいろいろできる病院総合医という仕事は楽しいなと感謝しています．

特集 睡眠問題，すっきり解決！

介護をする家族の不眠
「介護で眠れないけど，ぐっすり眠ってしまうのも不安です…」

阿部佳子

Point

- 在宅介護をされている要介護患者の状態を安定化させることを第一に考える
- 不眠を訴える介護家族にうつ病などの精神疾患がないかを確認する
- 在宅だけでは対応困難な場合は，患者さんと家族が離れて過ごせる時間をつくる

Keyword ▶　在宅介護　地域連携

はじめに

　介護を必要とする患者さん（要介護患者）の家族には，夜間患者さんを介護する，あるいは気にかけていることから，不眠症がしばしばみられます．実際，家族から不眠の訴えはしばしば聞かれますが，その原因は，患者さんは問題なく眠っているのに，家族が心配で気になってぐっすり眠れなかったり，何度も患者さんの様子を見に行ってしまったりという場合もあります．もちろん，患者さん自体の状態が落ち着かないために夜間起床を余儀なくされ，不眠となる家族も多く，要介護患者の状態変化は家族の生活に大きく影響します．一般的な不眠症に対する薬物療法などについては成書を参照していただき，本稿では介護をする家族（介護家族）ならではの不眠の原因と対処法について述べていきます．

今回の患者さん

　83歳，女性，大家さん（仮名）．高血圧，骨粗鬆症で通院中．アルツハイマー型認知症の夫との2人暮らしで，子どもはいない．ときどき夫のことが気になって夜眠れないことがあり，前医からブロチゾラム（レンドルミン®）0.25 mgを処方されたことがあった．過去のカルテをみると，レンドルミン®が3〜4カ月に1度，10回分の頓用処方がされていたが，本日は次回来院時まで毎日内服したいという．

表 ◆ 要介護患者に夜間みられる症状

	原因	医療的対処	介護的対処
昼夜逆転 せん妄 徘徊	認知症, 精神疾患, 環境の変化, 薬剤性, がん, 肝性脳症など	疾患の治療 薬剤の再検討	デイサービスやリハビリテーションなどで日中の覚醒を促す, 離床センサー, ショートステイ・お泊りデイ・レスパイト, 入院など夜間に家族から離れてもらう
転倒	薬剤（睡眠薬, 降圧剤など）, 下肢筋力低下, せん妄など	薬剤の再検討	家具の配置の見直し, 低床ベッドの利用, 手すりなどの検討, リハビリテーション
失禁 トイレ以外での排泄	衰弱, 歩行障害, 認知症・せん妄など	頻尿となる薬剤や, 転倒と同様に傾眠となる薬剤などがないかを検討	オムツの当て方を指導, 巡回サービスの利用, ショートステイ, お泊りデイサービスなど
痛み	がん, 筋骨格系疾患, 外傷など	疼痛コントロール	巡回サービスでの投薬など, マッサージ（訪問看護, 訪問リハビリ, 訪問マッサージ）, リハビリテーション
呼吸苦・痰がらみ	呼吸器疾患, 心疾患, がんなど	去痰薬などの薬剤調整, 喀痰吸引, 在宅酸素	夜間巡回サービスを利用し, 訪問看護や資格を取得したヘルパーによる吸引

（文献1を参考に作成）

❶ 疾患によっては夜間の症状が家族の不眠の原因となる（表）

1）認知症の場合

　　認知症患者には中核症状である記銘力低下・見当識障害のほかにさまざまな周辺症状がみられることも多く, 昼夜逆転傾向のある患者さんでは,「夜間に目覚めているので家族は気になってしまう」という程度から,「夜間に大声を出す, 転倒する, 失禁やトイレ以外で排泄してしまう, 1人で外出してしまう」など, 家族が落ち着いて眠れない状況もしばしばみられます.

2）がんの場合

　　がんによって症状が異なりますが, 患者さんの苦痛症状が夜に出現することも多く, 疼痛・呼吸苦・嘔気・体動困難・昼夜逆転・せん妄などの症状が出現する場合もあります. 家族もケアの結果, 睡眠時間を確保すること自体が困難であったり, 苦痛症状があるときはもちろん, いったん落ち着いた後でも, また苦痛が生じていないか心配で気になって眠れなかったりすることがあります. 予後が短いと医師から説明される・経済面での負担が大きい・患者さんの不安が強いなど, 家族が不安となる要素も多く, 介護負担の軽減・医療費制度などの情報提供とともに手厚い精神的サポートが必要です.

3）心不全・腎不全・呼吸不全・神経疾患などの慢性疾患の場合

　　慢性的な症状のほかに, 医療処置や制限食の提供など家族の介護負担が大きいことがしばしばあります. また, 急性増悪や肺炎などの合併症をくり返しながら機能が低下していき, しば

しば長期間の介護となります．夜間の吸引や排泄介助などで介護上まとまった睡眠をとりにくい場合や，急性増悪・合併症に対する不安などが不眠の原因となることが多いです．

 ここが総合診療のポイント

介護家族の不眠症については，要介護患者の状態と不眠の関係，可能な介入方法，不眠を訴える家族自体の心身の状態を考える

4）家族の不眠のチェックポイント

a）本人の見解を聞く

なぜ不眠となっているのか，何に困っているのかについて本人の見解を聞きます（介護家族は，ここで自分なりの解釈やどう対処しているか，対処しても解決困難な理由などを話してくれることが多い）．

b）不眠症かどうかの検討

実際眠っている時間や覚醒のパターン，平均的な1日の過ごし方を聞き，不眠症であるのか，睡眠をとること自体が困難なのかを検討します．

c）原因となる薬剤の確認

不眠家族の疾患・内服中の薬剤（改めて他院からの処方薬がないか，市販薬・サプリメントなどについても尋ねる）を吟味し，不眠の原因となっているものがないかを確認します．原因となっているものがあれば中止や変更を提案します．また，食品や嗜好品についても聞きます（疲れをとろうとして，夜にドリンク剤を飲んで，含有するカフェインにより入眠困難となったりするため）．

d）家族の情報を入手

要介護患者の疾患名・病状・性格，家族構成，医療・介護サービスの利用状況，他に介護を援助してくれる者がいるかを把握します．短い診察時間のなかでは，詳細に聞くことは困難な場合も多く，あらかじめ看護師などスタッフに聞いてもらうように頼んでおくとよいでしょう．

また，ライフサイクル上，中高年の通院患者はしばしば親や配偶者の介護をしていることも多いため，そのような通院している患者さんに関しては家族構成や家族の健康状態はときどき尋ねておくようにするとスムーズです．

e）睡眠薬の処方を検討

精神科紹介が必要な精神疾患（重度うつ病や双極性障害など）が除外でき，投薬が必要な不眠症と判断し，不眠家族から睡眠薬処方の希望があれば，なるべく睡眠薬を短期間処方して不眠の原因に対処できるか検討します．

f）問題への介入

要介護患者の状態が問題であれば，その患者さんの問題に介入していきます．高齢者であれば介護保険を利用している場合も多く，その患者さんの診療も自院でしていれば，ケアマネジャーに情報提供し，介護サービスを増やすなどの対処をすぐに検討します．要介護患者が他

院に通院・在宅管理されていれば，その主治医やケアマネジャーとも連携して，以下のようなことができます．

① デイサービスの利用や通所あるいは訪問リハビリテーションなどで，要介護患者に日中覚醒して過ごしてもらうことができます．
② 小規模多機能[※1]のデイサービスの後，そのままお泊りをしてもらう（お泊りデイ[※2]）や，ショートステイをしてもらう．医療処置が多い場合には，施設によりショートステイやデイサービスを利用できない場合もあり，レスパイト目的入院も検討してもらうと，家族は完全に介護から解放される夜を過ごすことができます．
＊要介護患者が夜眠らないからといって，要介護患者に睡眠薬（特にベンゾジアゼピン系）をすぐに処方することはお勧めしません．眠るとは限りませんし，患者さんが歩行可能な場合は転倒のリスクが高くなるため，安易に要介護患者に睡眠薬を処方することは慎むべきです．
③ 病児の場合は，介護保険制度が利用できないため，ケアマネジャーがいませんが，病状が比較的安定していれば，かかわりのある保健師や病院の相談室，各自治体の福祉課に相談して，一時預かりの制度の利用などを検討してもらうとよいでしょう．また近年では地域に子育て支援のNPOなども存在することがあり相談して利用するよう勧めることもあります．

g）介護者の睡眠

要介護患者への介入ができて夜間にまとまって眠るようになれば，介護家族にも患者さんの睡眠時間とある程度合わせて睡眠をとるようにしてもらいます．また夜間の睡眠時間が少ない場合には，要介護患者がデイサービスなどを利用している間に仮眠をとることで睡眠を確保する場合もあります．

❷ 不眠相談をされる場面によって介入のしかたは変わってくる

介護家族から不眠を相談される場合は，1）本人が外来受診をして「眠れない」と訴える場合と，2）訪問診療や外来で要介護患者の診療をしているときに相談をしてくる場合があります．

1）介護家族が外来を受診し，不眠を訴える場合

通院してくる外来患者に要介護患者の家族がいるために不眠を訴えることはしばしば経験します．外来患者の場合は，本人の疾患や服用中薬剤の内容を把握しやすい反面，要介護患者の病態やサービスを外来診療中に十分に把握することは困難です．要介護患者の主治医でない場合は情報収集や介護介入に関しては手間暇を要することが多く，**自院のスタッフらに必要な情**

[※1] 小規模多機能型居宅介護は，デイサービスを中心として，訪問介護，ショートステイの3つのサービスを定額で利用できる．また，介護保険の対象外となるが，デイサービスのあとのお泊り（お泊りデイ）も利用できるなど，フレキシブルな対応が可能．
[※2] お泊りデイ（サービス）：日中の通所介護事業（通称デイサービス）を行う事業者が，夜間に介護保険適用外で利用者に提供している宿泊サービス．お泊りデイをサービス提供しているのは小規模型事業所が多いといわれており，1泊の価格は数百円から数千円とそれほど高くはないところが多い．

報を聞きとってもらえるようにしておくとスムーズです．**日頃から近隣で利用できる介護事業所などのサービスをスタッフともども確認する**ようにして連携がとれていると，さまざまな対処がスムーズに進みます．

2) 要介護患者の診療の際に，家族から不眠の相談がある場合

要介護患者の主治医をしている場合は，要介護患者のサービスなどに介入することは比較的容易ですが，**訪問診療の際に家族に不眠の相談をされた場合は**，改めて外来受診してもらうか，必要であればその場で処方をする場合もあります．この場合も2質問法を用いて簡単にうつ病のスクリーニングはしておきましょう．軽度うつ病であれば，これまでに診療経験があれば自分の外来でSSRIなどから処方して管理をしてもよいですし，うつ病の診療経験がなかったり，重症うつ病や，うつ病以外の精神疾患が疑われる場合には，安易に処方をせずに，精神科受診を勧めます．

> **患者さんの経過・その後①**
>
> 　大家さんは他院には通院しておらず，内服中の薬剤の副作用や身体疾患による不眠症は否定的で，気分障害や不安障害も否定的であった．大家さんの生活状況を聞くと，夫の昼夜逆転，夜間の行動（冷蔵庫や保存してある食物を食べ散らかす，トイレ以外で排尿する）が問題と考えられた．まずは希望通りに飲み慣れた睡眠薬（レンドルミン®0.25 mg　1回1錠　就寝前）を処方し，夫は当院管理ではなかったため，夫のケアマネジャーに連絡し，デイサービス利用を増やす，ショートステイの利用をする，夫が家で過ごすときは朝一番に室内清掃のためのヘルパーを可能な回数だけ導入する方針とした．
>
> 　これらのサービスを利用するようになり，デイサービスを利用した日は，夫は比較的夜間眠るようになり，大家さんも3〜4時間は続けて眠れることが多くなった．また，ショートステイ中は安心して眠ることができ，5〜6時間程度の睡眠時間が確保できて倦怠感が改善したとのことであった．

❸ 要介護患者への介入を試みても困難な場合もある

在宅での療養における問題解決には限界がありますので，時には施設に要介護患者を預ける提案もすることがあります．しかし，考えられ得る限りの医療・介護的介入の提案をしても要介護患者や家族が受け入れない場合もあります．筆者の経験した例では，高齢の夫が寝たきりの妻の介護をすべてやろうとして，常に「寝る暇もない」と訴えながら，ショートステイなどの自分の手の届かないところに預けるのを拒否するという場合もありました．

在宅で療養されている要介護患者は高齢者が多く，多疾患併存（multimorbidity）も多く，また患者さんや家族の生活・生じた問題に対する受け止め方もさまざまです．医学的対応をしていくことはもちろんですが，不眠以外にも介護的介入が求められるうえに，個々に合わせて対応をしていく必要があります．現在の状態の改善をめざしても，解決困難な場合も多々あり，状態の安定化に向けて，あるいは少し状態が動いたときのために準備することを心がけておきます．

> **患者さんの経過・その後②**
>
> 数カ月後,「もうだめです．極地です．施設に預けます」と大家さんは決意表明された．トイレ以外での排泄はときどき見られていたが,炊飯器のなかに排便してしまい,「もう無理だ」と感じたという．夫が施設入所するとともに,妻の不眠の訴えはほぼなくなった．

おわりに

　　介護家族のストレスは一般的に大きく,また要介護患者が重症であるほどストレスは増大します[2,3]．また,介護家族は他人に介護を任せて,自分が休むという行為に罪悪感を感じやすい[2]ともいわれています．私たちは,家族に休養の必要性を説明し十分な医療・介護的介入をして,不眠となり得る環境の改善に努めるとともに,不眠の訴えのある家族が精神疾患にできるだけ移行しないよう精神的サポートをを続ける必要があります．介護家族の不眠に対する対応は,要介護患者の状態改善や介護負担軽減が主な対処法となりますが,不眠を訴える家族自体の疾患や薬剤についても吟味することを忘れてはいけません．

文献

1) 福祉医療機構：WAM NET
   http://www.wam.go.jp/content/wamnet/pcpub/kaigo/handbook/service/
   ↑ 介護保険を利用できるサービスについて解説されています．
2) 「家族看護モデル―アセスメントと援助の手引き」(森山美知子/著),医学書院,1995
3) 石井享子,他：在宅老人介護者の生活時間に関する検討―夜間の睡眠中断に焦点をあてて.聖路加看護大学紀要, 16：70-77, 1990

プロフィール　阿部佳子　*Keiko Abe*

医療法人社団やまと 日吉慶友クリニック 副院長 在宅診療部長
日本プライマリ・ケア連合学会認定医・指導医,NPO法人 びーのびーの理事
CFMD(家庭医療学開発センター)東京から離れて,地元横浜で診療をはじめて2年が経過しました．
"健康は町づくりから"の想いから,地域とのつながりが広がるように活動しています．興味のある方はぜひ見学にいらしてください．
日吉慶友クリニックWebサイト　https://hiyoshikeiyu.yamatoclinic.org/

特集　睡眠問題，すっきり解決！

あとがき

喜瀬守人

　おそらく，医師にとってある意味で一番ラクな不眠治療は，患者さんの求めるままに睡眠薬を処方することです．私の個人的な経験として，睡眠薬の処方を断ったがために，患者さんが激怒して上級医が事態を収拾するはめになったこともありますし，診察室で土下座をした患者さんに処方を懇願されたこともあります．きっと，ある程度臨床経験を積んだ医師であれば，似たような経験があるのではないでしょうか．それなのに，この特集に興味をもってご購入くださった読者の皆様は，なぜあえて困難な方に歩き出そうというのでしょう？

　本稿を執筆するにあたって，診療ガイドライン中心にエビデンスを調べてみました．概略のみにしますが，米国内科学会のガイドライン[1]は認知行動療法を推奨しています（推奨レベル：強い，エビデンスレベル：中等度）．薬物療法は認知行動療法が奏功しなかった場合に限り，利益や害についての議論も踏まえたうえで使用することになっています（推奨レベル：弱い，エビデンスレベル：低い）．薬物療法の結果は総睡眠時間は長くて48分の延長，入眠潜時（寝つくまでの時間）は長くて19分の短縮，エビデンスの質はlowとmoderateが半々という内容でした[1]．米国睡眠学会の薬物療法に関するガイドラインでは14の薬剤について推奨を出しており，うち8つが推奨，6つが非推奨となっていますが，いずれもエビデンスレベルは弱い，としています[2]．このように，薬物療法についてのエビデンスは研究の質としても治療効果のインパクトとしても不十分であり，私たちはまずこの「不都合な真実」を直視する必要があります．

　ガイドラインの推奨とは逆の状況にあるわが国の診療環境は，エビデンスが発信されている諸外国とは大きく異なります．ベンゾジアゼピン系薬剤の処方制限が（厳しくなりつつありますがそれでも）甘く，外来患者数が多く1人あたりの診療時間が短いために，ガイドラインで推奨されている認知行動療法をプライマリ・ケアの現場で実践するためのハードルは非常に高いと言わざるを得ません．また，依存の問題は確かに根深く，医師に陰性感情を抱かせやすいものでもありますが，患者さんが自発的に薬剤を手に入れることが困難である以上，医原性としての要素をもち合わせているともいえるかもしれません．

本特集では,ライフサイクルごと,あるいは特に重要なトピックごとに不眠治療のエッセンスを集めました.編集に携わった私にとっても,学びの大きい1冊になったと自負しています.不眠診療の質を高めるために努力する読者の皆様の一助となることを願っています.

【謝辞】本稿を執筆するにあたり,東京北医療センター総合診療科の南郷栄秀先生のご意見を参考にいたしました.この場を借りて感謝申し上げます.

文 献

1) Qaseem A, et al：Management of Chronic Insomnia Disorder in Adults：A Clinical Practice Guideline from the American College of Physicians. Ann Intern Med, 165 (2)：125-133, 2016
2) Sateia MJ, et al：Clinical Practice Guideline for the Pharmacologic Treatment of Chronic Insomnia in Adults：An American Academy of Sleep Medicine Clinical Practice Guideline. J Clin Sleep Med, 13：307-349, 2017

プロフィール　喜瀬守人　*Morito Kise*
医療福祉生協連・家庭医療学開発センター／久地診療所
家庭医療専門医・指導医,総合内科専門医,認定産業医
このたび縁あって森屋淳子先生の仕事をお手伝いしましたが,私自身の不眠診療はまだ発展途上です.これからも励みます.

〈共同編集〉

プロフィール　森屋淳子　*Junko Moriya*
東京大学 保健・健康推進本部
プロフィールはp.1289参照.

次号(2019年2月号)の特集は…
「プライマリ・ケアでこそ活きる おなかに漢方！(仮題)」
⇒ 詳しくはp.1435をご覧ください.

出雲大社や世界遺産「石見銀山」など、歴史と文化に囲まれた神話のふるさと島根

島根県の地域医療を支えていただく医師を募集しています。

専任スタッフ（医師）が全国どこへでも面談に伺い、ご希望にマッチする医療機関をご紹介します。お気軽にお問い合わせください。

平成29年度の実績　面談人数：13名　視察ツアー：10件　招へい人数：9名

研修サポート
地域へ赴任する前に、1ヶ月から2年程度研修を受けられる制度があります。

地域医療視察ツアー参加者募集
将来、島根県での勤務をご希望の医師とその家族を対象に、地域医療の視察ツアーを開催します。日程やコースはご希望に応じます。（交通費は県が負担）

島根県医療政策課　医師確保対策室
〒690-8501 島根県松江市殿町1番地
TEL：0852-22-6683
E-mail：akahigebank@pref.shimane.lg.jp
赤ひげバンク　検索

出雲縁結び空港、萩・石見空港、隠岐世界ジオパーク空港利用で都市部へのアクセスも便利

● 出雲縁結び空港からの所要時間
出雲⇔東京（羽田）／約1時間20分
出雲⇔仙台／約1時間30分
出雲⇔静岡／約1時間10分
出雲⇔名古屋（小牧）／約1時間
出雲⇔大阪（伊丹）／約50分
出雲⇔福岡／約1時間15分
出雲⇔隠岐／約30分

● 萩・石見空港からの所要時間
萩・石見⇔東京（羽田）／約1時間30分

● 隠岐世界ジオパーク空港からの所要時間
隠岐⇔大阪（伊丹）／約45分（直行便の場合）

※時期により便数、時間等が変わる場合があります。

医師募集キャラクター：赤ひげ先生

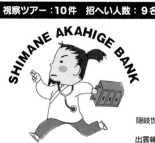

Book Information

● Gノート バックナンバー ● 2017年6月号（Vol.4 No.4）

コモンプロブレムへのアプローチ
便秘問題、すっきり解決！

睡眠問題とあわせてスッキリさせます！

編集／木村琢磨，阿部 剛

□ 定価（本体 2,500円＋税）　□ B5判　□ 166頁　□ ISBN978-4-7581-2322-8

● 日常診療で必ず出合う便秘．「とりあえず下剤」ですませていませんか？
● 便秘に隠れる疾患の見極めはもちろん，その患者さんに下剤は本当に必要か，食事や生活面ではどうするとよいかなど多面的なアプローチを解説

"脱！とりあえず下剤" 患者さんも満足する便秘改善策！

発行 羊土社

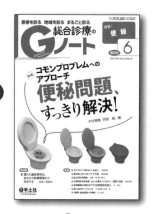

レジデントノートのご案内

プライマリケアと救急を中心とした総合誌

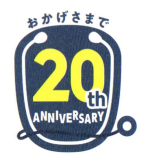

レジデントノートは2018年度で『創刊20年目』となりました．これからも読者の皆さまに寄りそい，「読んでてよかった！」と思っていただける内容をお届けできるよう努めてまいります．どうぞご期待ください！

最新号

2018年12月号 Vol.20 No.13

特集

出血の診かた もう救急で慌てない！

緊急度を見極めて、軽症から重症までバッチリ対応！

編集／安藤裕貴

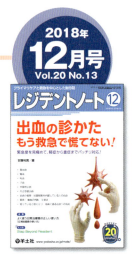

救急で慌てる前に知っておきたい，よく出会う出血の診かたと出血関連で困ることを解説！出血源の見つけ方やそれぞれに適した対応を身につけて，出血に立ち向かおう！

- ISBN978-4-7581-1617-6
- 定価（本体2,000円＋税）

大好評！

2018年11月号 Vol.20 No.12

特集

栄養療法 まずはここから！

医師として知っておきたい基本事項を総整理、「食事どうしますか？」に自信をもって答えられる！

編集／小坂鎮太郎, 若林秀隆

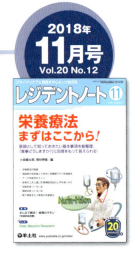

"とりあえず"は今日で卒業！経腸栄養，静脈栄養，嚥下障害など…研修医が必ず知っておきたい重要ポイントを厳選．根拠とエビデンスを理解すれば，オーダーの目的がわかる！

- ISBN978-4-7581-1616-9
- 定価（本体2,000円＋税）

増刊 レジデントノート

1つのテーマをより広くより深く
■年6冊発行　■B5判

Vol.20 No.14　増刊（2018年12月発行）

研修医に求められる消化器診療のエッセンス

病棟、救急外来で必要な対応力と領域別知識が身につく！

編集／矢島知治

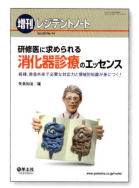

学ぶことが広く多い消化器診療の診断のポイントや読影のコツ，専門医にコンサルトするタイミングなど厳選して解説！研修医に求められるパフォーマンスを劇的に高める1冊！

■ISBN978-4-7581-1618-3
■定価（本体4,700円＋税）

続刊　Vol.20 No.17　増刊（2019年2月発行予定）

免疫不全患者の発熱と感染症をマスターせよ！

化学療法中や糖尿病患者など，救急や病棟でよくみる免疫不全の対処法を教えます

編集／原田壮平

年間定期購読は選べる4プラン！

通常号（月刊）がブラウザからいつでも読める，**レジデントノート WEB版** をぜひご利用ください！

送料サービス※1

冊子のみ
- 通常号（月刊12冊）　本体24,000円＋税
- 通常号＋増刊（月刊12冊＋増刊6冊）　本体52,200円＋税

冊子＋WEB版※2,3（通常号のみ）
- 通常号　本体27,600円＋税
- 通常号＋増刊　本体55,800円＋税

※1 海外からのご購読は送料実費となります
※2 WEB版の閲覧期間は，冊子発行から2年間となります
※3「レジデントノート 定期購読WEB版」は，原則としてご契約いただいた羊土社会員の個人の方のみご利用いただけます

詳細はレジデントノートHPへ！

（雑誌価格は改定される場合があります）

レジデントノート 電子版　〜バックナンバー〜

★現在市販されていない号を含む，レジデントノート月刊既刊誌の創刊号〜2014年度発行号までを，電子版（PDF）にて取り揃えております。
- 購入後すぐに閲覧可能
- Windows/Macintosh/iOS/Android対応

詳細はレジデントノートHPにてご覧ください▶www.yodosha.co.jp/rnote/

SNSもやってます！　Facebook　www.facebook.com/residentnote/　　Twitter　twitter.com/yodosha_RN

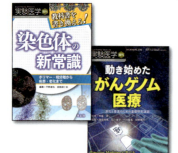

遺伝学・ゲノム科学・がんゲノム医療を結ぶための知識を解説

診療・研究にダイレクトにつながる
遺伝医学

渡邉 淳／著

- 定価(本体 4,300円+税)　■ B5判　■ 246頁　■ ISBN 978-4-7581-2062-3

初めて／あらためてヒトの遺伝を学びたいときに最適な1冊

目次概略

- 第1章 「ヒトのゲノム」を解剖する―染色体・遺伝子・DNA
- 第2章 「ヒトのゲノム」の変化で起きる疾患―遺伝性疾患
- 第3章 「ヒトのゲノム」で診断する
- 第4章 ゲノム情報を治療に生かす
- 第5章 ゲノム医療で活用される統計
- 第6章 ゲノム医療をとりまくもの―研究から診療へ

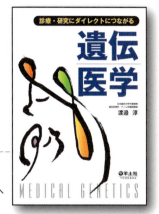

実験医学増刊 Vol.36 No.15
動き始めた がんゲノム医療
深化と普及のための基礎研究課題

中釜 斉／監　油谷浩幸, 石川俊平, 竹内賢吾, 間野博行／編

- 定価(本体 5,400円+税)　■ B5判　■ 243頁　■ ISBN 978-4-7581-0373-2

がんはどこまで「読めた」のか？ がん治療はどう変わるのか？

目次概略

- 概 論　がんゲノム医療の可能性を切り拓く基礎研究の深化への期待
- 第1章　ゲノム医療の体制：現状と課題
- 第2章　actionableパスウェイ
- 第3章　倫理・遺伝カウンセリング
- 第4章　技術革新・創薬開発

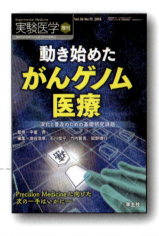

がんと正しく戦うための
遺伝子検査と精密医療
いま、医療者と患者が知っておきたいこと

西原広史／著

- 定価(本体 3,200円+税)　■ B5変型判　■ 136頁　■ ISBN 978-4-7581-1819-4

個々人に最適ながん治療(プレシジョン・メディシン)実践の手引

目次概略

- 第1章　「がん」のなりたちと、遺伝子変異
- 第2章　遺伝するがん、しないがん
- 第3章　遺伝子の異常とがん治療薬
- 第4章　がんの遺伝子検査
- 第5章　一人ひとりにあわせたがん治療
- 第6章　次世代のがん予防、がん治療へ

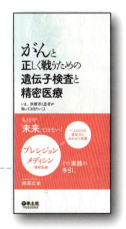

発行　羊土社 YODOSHA　〒101-0052　東京都千代田区神田小川町2-5-1　TEL 03(5282)1211　FAX 03(5282)1212
E-mail：eigyo@yodosha.co.jp
URL：www.yodosha.co.jp/

ご注文は最寄りの書店、または小社営業部まで

Book Information

すべての診療科で役立つ
栄養学と食事・栄養療法

近刊 12月下旬発行予定

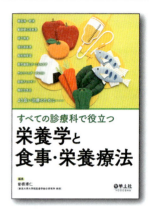

編集／曽根博仁
- 定価（本体 3,800円＋税） □ B5判 □ 約240頁 □ ISBN978-4-7581-0898-0

- すべての医師が知っておくべき基礎知識を完全網羅！
- 栄養素の基本から食品学，各疾患の栄養療法まで解説
- 「なんとなく」を卒業したい，系統的に学びたい方におすすめ！

場当たり的な栄養療法，卒業しませんか？

画像所見から絞り込む！
頭部画像診断
やさしくスッキリ教えます

新刊

編集／山田 惠
- 定価（本体 4,600円＋税） □ B5判 □ 295頁 □ ISBN978-4-7581-1188-1

- "画像診断はできれば誰かに任せたい"と思っていませんか？ 画像所見ごとの解説で，診断に至るまでの道筋が整理でき，苦手意識も払拭！
- 鑑別のフローチャートで素早く調べられ，いざというときすぐ役立つ！

救急・当直・外来で，見逃しなく適切な判断につなげられる！

ABC of 臨床推論
診断エラーを回避する

新刊

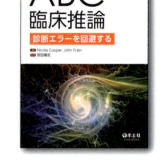

編集／Nicola Cooper, John Frain　監訳／宮田靖志
- 定価（本体 3,200円＋税） □ B5判 □ 120頁 □ ISBN978-4-7581-1848-4

- 欧米で研究が進む診断エラーの知見を交えて，臨床推論の基本を解説
- 推論過程に関わる認知バイアス，ヒューマンファクターの解説も充実
- 初学者だけでなく，診断的思考のアップデートをしたい方にもおすすめ

診断エラーはなぜ起こる？どう防ぐ？診断の質向上に役立つ1冊

発行　羊土社 YODOSHA　〒101-0052　東京都千代田区神田小川町2-5-1　TEL 03(5282)1211　FAX 03(5282)1212
E-mail：eigyo@yodosha.co.jp
URL：www.yodosha.co.jp/

ご注文は最寄りの書店，または小社営業部まで

赤ふん坊やの「拝啓 首長さんに会ってきました☆」
～地域志向アプローチのヒントを探すぶらり旅～

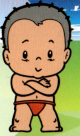

赤ふん坊や
福井県高浜町のマスコットキャラクター．昭和63年生まれの元祖ゆるキャラにして，永遠の6歳．住民―行政―医療の協働の象徴として地域医療たかはまモデルを支える，陰の立役者．

第5回 《静岡県 森町》 太田康雄 町長

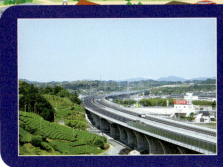

《地域の概要》静岡県・森町
人　口：18,507人（高齢化率32.6％）
面　積：134 km² （人口密度138人/km²）
地域の特性：静岡県西部に位置する町．遠州の小京都と呼ばれるように歴史が深く，「急須でお茶を飲む町」を推進するほか，トウモロコシ―稲作―レタスの三毛作化・ブランド化をするなど，恵まれた気候を存分に生かしたまちづくりを進めている．
写真は新東名高速道路が通る森町の風景

静岡県森町の太田康雄町長は，人口2万人弱の自治体立の病院の難しい運営に関連して，地域のさまざまな主体とともに，"連携"をキーワードに，住み続けられるまち，住んでいて安心のまちを推進していらっしゃる町長さんです！ ヘルスケア以外の分野と合わせて，「住む人も訪れる人も『心和らぐ町』」をめざしているんだって!! そんな町長さんの思いはどこから出てきているのか？ お話を聞いてきました！

いずれは町のために働きたい

赤ふん坊や　太田町長，こんにちは！ 森町って，新東名高速道路沿いのアクセスのいいところだけど，自然も多くて，とっても落ち着く町だね！ そして，さすが静岡!! お茶畑が広がってるね～☆ 町長はやっぱり，至上のお茶を追求し続けた結果，いろいろあって町長になったんでしょ？

太田　いろいろありすぎでしょ（汗）．私は地元森町で生まれ育ったんですが，父も町長をしておりましたので，町政が非常に身近にあって，昔からいずれは町のために働きたいなと思っていました．サラリーマンをしていましたが，約15年前に町の合併の話が出たときに，町のために働くのは今ではないかと感じ，町議になりました．その後，2016年3月より，前町長勇退時に町長選に出馬し，現在に至ります．

坊や　へ～，親子2代で町長!! 脈々と受け継がれるものって，いいよね～……ふんどしとか♪

太田　坊やのお父さんも，ふんどし穿いてるの？ というか，お父さんって，どんな人？

坊や　ほほう……これが自慢のお茶ですな．どれどれ……う～ん，すばらしいお点前で!!

太田　……坊や，ごまかしたでしょ（笑）

坊や　町長はこの町をどんな町にしたいと思ってるの？

太田　森町の歴史は長く，「遠州の小京都」ともいわれ，町には国の無形文化財である舞楽が3つも伝わっていて，人が住みついて久しいところです．それだけ，恵まれた豊かな土地であり，また，郷土愛の強い人も多いということでしょう．受け継がれてきた自然や心の豊かさを，新東名高速の開

通を機に，全国に知ってほしい，全国から訪れてほしいと考えています．住む人も訪れる人も心和らぐ町，心を洗われる町をめざしたいですね．

坊や 了解，ボクもPRするね！皆さん！！森町に来れば，心もふんどしも洗われますよ〜☆

太田 ……何か，余計なのが……（汗）

病院を中心に，医療・介護体制のあるべき姿を追求

坊や 森町は今，医療や健康に関して，どんなことに取り組んでるの？

太田 当町では，人口2万人弱の自治体には珍しく，単独で公立病院を設けています．在宅療養支援病院である，この森町病院を中心として，町内外の医療・介護体制のあるべき姿を追求し続けています．町外とは，中東遠二次医療圏内の高度急性期病院との病病連携，町内では，家庭医療クリニックの設置等による病診連携や，在宅療養にかかわる訪問看護などのサービスの多職種連携，そして「森町病院友の会」による地域住民との連携があります．病院の理解・支援と，住民自らの健康増進を目的に掲げる有志団体「森町病院友の会」の誕生と活動のおかげで，多職種カンファレンスなどの病院行事への住民の積極的な参加が実現しています．この規模の自治体で公立病院を維持するのは非常に大変なのですが，幸い議会も町民も理解を示してくださいますし，森町病院の中村昌樹院長も積極的に連携を推進してくださっているので，非常に心強いです．私は町長だった父を自宅で看取ったのですが，その際に，医師，看護師はじめ，在宅療養にかかわる多くの専門職の支えのありがたみと重要性を，身をもって感じました．病院も人も，すべて森町の自慢です！坊やのお父さんはまだご健在ですよね？

坊や う〜ん，おいしいお茶を飲むと，一句読みたくなりますなぁ……「キャラクター　設定むやみに　踏み込むな」（赤ふん　怒りの一句）

太田 あ……ご，ごめん（汗）

日常生活へと戻りやすい健康づくり

坊や では，森町はこれからどんな課題に取り組んでいきますか？

太田 そうですね，在宅療養を推進するなかで，在宅の日常生活へと戻りやすい健康づくりの重要性をひしひしと感じましたので，健診受診率の向上など，予防にももっと力を入れていきたいと思っています．高齢者が多いためか，介護保険給付費も高いので，介護予防にも力を入れて，お年寄り

コラム　赤ふんウォッチ！

　実際に，森町の医療・介護連携の中心となっている病院の様子を見てきました！病院のいわゆる地域連携室に，病病・病診連携，入退院支援，医療福祉相談が一本化されていたよ．病棟の1つを地域包括ケア病棟にして，病院の隣には家庭医療クリニックを併設して，在宅で過ごす患者さんや家族を支援する体制が整っていました！森町病院院長の中村先生は，外科医として病院に赴任して，いかに病院での急性期医療を充実させるかを最初は考えていたけど，地域にとってよい医療を考えるうえで，医療圏内の連携や在宅医療の推進を考えずに進めないと気づき，今ではフットワークの

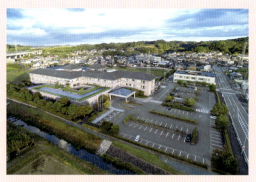

森町病院（左）と家庭医療クリニック（右）の概観．道を挟んで向かいにあります☆

軽い連携にまい進してるんだって！ボクも，いかにふんどし人口を維持するかばかりを考えてたな〜と，反省……してないけど☆

の"お達者度"を上げたいと思っています。坊やのご家族は、みんなお達者ですか？

坊や　これはこれは、町の名産・次郎柿をふんだんに使った、次郎柿ようかんではないですか！どれどれ、う～ん、お茶との相性が抜群ですなぁ……「日が暮れる　今日は夜道に　気をつけて」（赤ふん　闇討ちの一句）

太田　ご、ごめんごめん……そんなつもりじゃないのに（汗）

地域に根差した医療をめざして

坊や　では、町長が総合診療医にしてほしい、こうあってほしいと思うことを教えてください！！

太田　そうですね、患者の、家族全員の、かかりつけ医となるべき総合診療医の先生には、とにかく困ったときに相談できる医師であってほしいと思います。当町で育成している家庭医が、都会もそうでしょうが地方でより強く求められてくること

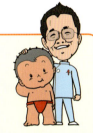

コラム　今回の　赤ふん坊やマネージャーの地域志向アプローチのタネ

地域における連携・協働

　地域医療の現場における連携は、さまざまなフェーズをもっています。院内の多職種連携、病診連携、住民や行政との連携、他分野との連携……それぞれ、対象も違えば、何をめざすのか、どのような関係性を築くのかも違います。何をもって「連携できた」「協働できた」と言えるのでしょうか？

　このことを考えるにあたって参考になるのが、連携・協働の評価における3つの視点です（**図**）。1つ目は、「**患者および患者家族が評価する協調性**」。例えば、Care Transitions Measure（CTM）というスケール[1]では、入退院、服薬などに関して、受けた指導やケアを当事者が評価するものとなっています。2つ目は、「**ケア提供者が評価する協調性**」。例えば、Collaboration and Satisfaction about Care Decisions（CSACD）というスケール[2]では、治療方針の意思決定の際に医療専門職が分担、協力、協調できたかに関して、ケアの提供者が評価するものとなっています。3つ目は、「**ケアシステム提供者が評価する協調性**」。例えば、Medical Home Improvement（MHI）というスケール[3]では、役割分担、家族との関係などに関して、ケアをコーディネートする立場から評価するものとなっています。

　森町の連携でも、病病連携、病診連携、地域包括ケアにおける多職種連携、住民や行政との連携と、さまざまな連携が併存したように、連携が進むほど、多くの主体がかかわります。森町のようにうまくいっている地域だといいですが、そうでない場合は、連携の目的や方向性が不鮮明になることがありますので、そんなときはこの3つの視点で連携の意味を再考すると、うまく整理できることもあると思います！

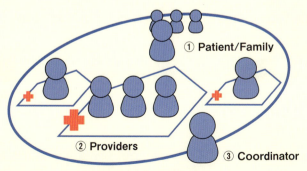

図　ケアシステムの評価視点による分類

は，私自身患者家族としてかかわって，我が事として痛感した次第です．ぜひ，地域に根差した医療をめざしてほしいと思います．

坊や では最後に，全国の読者の皆さんへ，メッセージをお願いします！

太田 わが町は本当に，住んでいい町ですし，住んでいる人もいいです．高速道路ができて交通の面もよくなったので，まずはぜひ遊びに来てほしいですし，気に入っていただければ住んでほしいと思います．都会での心の疲れを癒しに，「心和らぐ町・森町」へ，ぜひお越しください！坊やも，ぜひご家族と……アチチ！！！

坊や あ，ごめんなさーい，湯呑みをもつ手が滑っちゃって……太田町長，今日は忙しいなかありがとう！次回は，京都府・宮津市の城﨑雅文市長にお話を聞いてきます！お楽しみに～☆☆☆

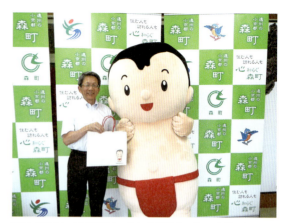

取材の記念に太田町長と．あんまり覚えてないけど，ちょっとヤケドさせちゃったみたい!?

文　献

1) Coleman EA, et al：The association between care co-ordination and emergency department use in older managed care enrollees. Int J Integr Care, 2：1-11, 2002
2) Baggs JG：Development of an instrument to measure collaboration and satisfaction about care decisions. J Adv Nurs, 20：176-182, 1994
3) Cooley WC, et al：The Medical Home Index: development and validation of a new practice-level measure of implementation of the Medical Home model. Ambul Pediatr, 3：173-180, 2003

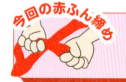

連携の主体と範囲，目的，対象を見直して，向かうべき方向性をスッキリはっきり一本化．

Profile

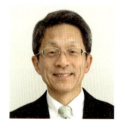

太田康雄（Yasuo Ota）
静岡県森町・町長
昭和34年4月森町に生まれ，地元の町立森小学校，町立森中学校，静岡県立掛川西高等学校を卒業．明治大学商学部を卒業し，磐田信用金庫に勤務する．平成17年4月森町議会議員，平成28年3月より森町長．

井階友貴（Tomoki Ikai）
福井大学医学部地域プライマリケア講座 教授（高浜町国民健康保険和田診療所／JCHO若狭高浜病院）
福井県高浜町マスコットキャラクター「赤ふん坊や」健康部門マネージャー．着ぐ〇み片手に地域主体の健康まちづくりに奮闘する．マスコミも認める(!?)"まちづくり系医師"．ikai@u-fukui.ac.jp

Common disease診療のための ガイドライン早わかり

第28回 成人市中肺炎

中山 元, 田原正夫

シリーズ編集：横林賢一（ほーむけあクリニック, 広島大学病院 総合内科・総合診療科）
渡邉隆将（北足立生協診療所）
齋木啓子（ふれあいファミリークリニック）

Point

▶ 市中肺炎に遭遇したら，重症度判定と敗血症の有無の判断を行い，治療の場と治療薬を決定する
▶ 軽症の市中肺炎では，頻度の高い肺炎球菌と肺炎マイコプラズマを想定して，鑑別を意識したうえで治療薬を決定する
▶ 肺炎予防のため，肺炎球菌ワクチンとインフルエンザワクチン，禁煙を勧める

Dr. 中山・Dr. 田原のメッセージ

レスピラトリーキノロンの濫用は避け，使用する際にも結核の有無を慎重に判断する

 ## はじめに

本稿では，日本呼吸器学会（以下，JRS）が作成した国内の新しいガイドラインである「成人肺炎診療ガイドライン2017」[1]（以下，JRS2017）を中心に概説する．国外のガイドラインとして，米国感染症学会（IDSA）と米国胸部学会（ATS）が合同で作成した市中肺炎ガイドライン（2007年）[2]（以下，IDSA/ATS2007）と，英国胸部学会（BTS）作成の市中肺炎ガイドライン（2009年）[3]，（以下，BTS2009）も参考にした．

JRS2017では肺炎を「肺実質の，急性の，感染性の，炎症」と定義し，市中肺炎を「基礎疾患を有しない，あるいは有しても軽微な基礎疾患の人に起こる肺炎」としている．市中肺炎に含まれる患者の属性は，国内外で異なっており，概念図（図1）がわかりやすい．また，最初にJRS2017より肺炎診療全体のフローチャートを引用しておくので，市中肺炎以外も含めた全体像を掴んでいただきたい（図2）．

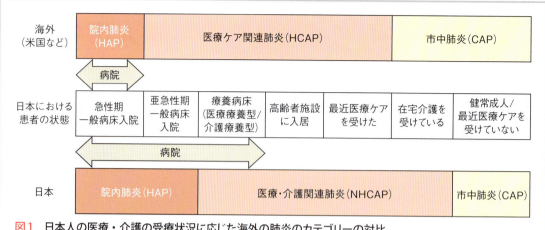

図1　日本人の医療・介護の受療状況に応じた海外の肺炎のカテゴリーの対比
（文献1より転載）
HAP：hospital-acquired pneumonia，NHCAP：nursing and healthcare-associated pheumonia，CAP：community-acquired pneumonia

診断のアプローチ

▶ 肺炎の診断

　咳，痰，発熱，呼吸困難，胸痛などの有無を問診によって確認する．ただし高齢者は典型的な症状を示しにくく，食欲低下や活動性の低下など肺炎と関連のない症状のこともある．JRS2017では，診察や問診を用いた臨床医の肺炎診断力（陽性的中率）は高くないが，除外する能力（陰性的中率）はきわめて高いとし，SpO_2を含めたバイタルサインの異常を参考に胸部X線検査を行うことが望ましいとしている．また超音波検査の有用性についても言及している[1]．

▶ 重症度の評価

　JRS2017では肺炎の治療の場と治療薬を決定するために敗血症の有無の判断と重症度を評価する必要があるとし，敗血症の評価について言及している．これは，2016年に改定されたSepsis-3[4]におけるquick SOFAスコアを用いたスクリーニング（表1）と，それに続くSOFAスコアによる臓器障害評価を用いた敗血症の有無の判断からなる．

　重症度判定には以前からJRSが推奨しているA-DROPシステム（表2）を用いる．JRS2017では，他国のガイドラインで推奨されている評価法〔IDSA/ATSにおけるPSI（pneumonia severity index）とBTSにおけるCURB-65〕との比較研究のシステマティック・レビューを行っている．その結果，A-DROPの日本人市中肺炎患者の死亡予測能力はPSIやCURB-65のそれと比べて同等で，A-DROPはCURB-65と比べて入院判定の点で同等以上の能力を有している可能性があるとしている．なお，一部の重症例を見逃してしまう可能性があることから，特に後半の3項目（ROP）は1つでも重視すべきであるとのコメントもなされている．

▶ 細菌性肺炎と非定型肺炎の鑑別

　JRS2017でも，前ガイドライン〔「成人市中肺炎診療ガイドライン（2007年）」〕で推奨した

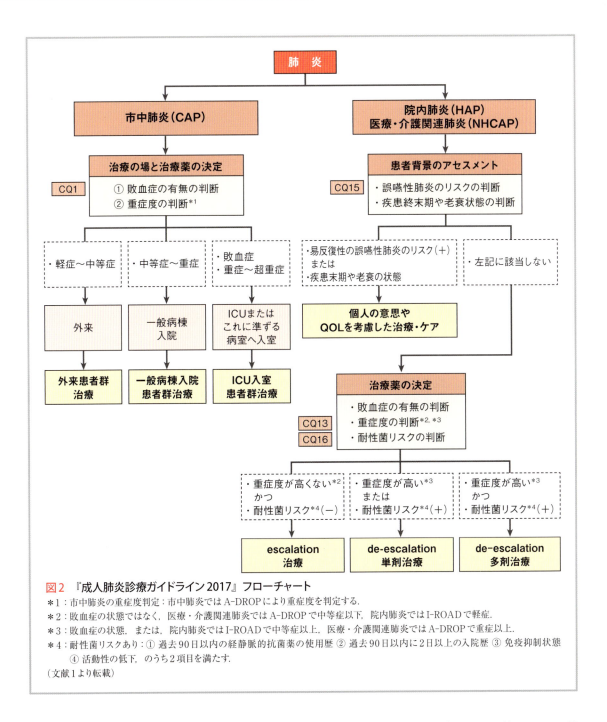

図2 『成人肺炎診療ガイドライン2017』フローチャート
＊1：市中肺炎の重症度判定：市中肺炎ではA-DROPにより重症度を判定する．
＊2：敗血症の状態ではなく，医療・介護関連肺炎ではA-DROPで中等症以下，院内肺炎ではI-ROADで軽症．
＊3：敗血症の状態，または，院内肺炎ではI-ROADで中等症以上，医療・介護関連肺炎ではA-DROPで重症以上．
＊4：耐性菌リスクあり：① 過去90日以内の経静脈的抗菌薬の使用歴 ② 過去90日以内に2日以上の入院歴 ③ 免疫抑制状態 ④ 活動性の低下，のうち2項目を満たす．
（文献1より転載）

6つの項目を用いた細菌性肺炎と非定型肺炎との臨床的鑑別法（表3）について触れている．前ガイドライン公表後の数々の前向き臨床研究で同鑑別法は有用であったとされる．両群を鑑別する理由は，特に外来患者（軽症～中等症肺炎）における抗菌薬の選択において，菌の耐性化の予防や，医療資源の有効性の維持を目指し，狭域で有効な抗菌薬を選択するためである．しかし，非定型肺炎を疑う感度は年齢が上昇するとともに低下することが判明している．なお，マイコプラズマ肺炎においては抗原検出法や遺伝子増幅法（LAMP法）を用いた迅速診断が可能

表1 quick SOFAスコア

1）呼吸数22回/分以上
2）意識変容（Glasgow Coma Scale＜15）
3）収縮期血圧100 mmHg以下

3点のうち2点以上であれば敗血症を疑う．
（文献4より作成）

表2 A-DROPシステム

A	(**A**ge)	男性70歳以上，女性75歳以上
D	(**D**ehydration)	BUN 21 mg/dL以上または脱水あり
R	(**R**espiration)	SpO$_2$ 90％以下（PaO$_2$ 60 Torr以下）
O	(**O**rientation)	意識変容あり
P	(Blood **P**ressure)	血圧（収縮期）90 mmHg以下

軽　症：上記5つのいずれも満たさないもの．
中等度：上記項目の1つまたは2つを有するもの．
重　症：上記項目の3つを有するもの．
超重症：上記項目の4つまたは5つを有するもの．
　　　　ただし，ショックがあれば1項目のみでも超重症とする．
（文献1より転載）

表3 市中肺炎における細菌性肺炎と非定型肺炎の鑑別項目

1）年齢60歳未満
2）基礎疾患がない，あるいは軽微
3）頑固な咳がある
4）胸部聴診上所見が乏しい
5）痰がない，あるいは迅速診断法で原因菌が証明されない
6）末梢血白血球数が10,000/μL未満である

肺炎マイコプラズマおよびクラミジア属で検討されたもの．

6項目中4項目以上合致すれば非定型肺炎を疑う．また，1）～5）の5項目中3項目以上合致すれば非定型肺炎を疑う．
（文献1より改変して転載）

になっている．

　一方，国外のガイドラインでは"atypical pathogen"についての言及はあるものの市中肺炎を細菌性肺炎と非定型肺炎に症候などから鑑別する記載はなく，本邦独自の考え方であるといえる．

▶原因微生物の検索

　JRS2017では，病原体の種類に応じて用いられる検査法は異なるため，個々の症例に応じて原因微生物をある程度想定し，診断に必要な検査を選択して実施する必要があるとしている（表4）．
　一方，IDSA/ATS2007では，外来診療での原因微生物同定のためのルーチンの検査は任意としており，BTS2009では外来でのルーチン検査は勧めていない．ともに，流行状況などの疫学的な理由や特別な治療が必要な場合に行うべきといった内容となっている．入院患者の場合は，IDSA/ATS2007では臨床像に応じた検査を提案している（例：アルコール乱用者では血液培養・喀痰培養・肺炎球菌およびレジオネラ尿中抗原，など）．
　なお，一般に教育的な見地からも推奨されることが多いと思われる喀痰グラム染色の位置づけについて簡単に触れておく．JRS2017では，市中肺炎における喀痰グラム染色の有用性の高さを評価しているが，精度は観察者の技術によって大きく左右されるとしている．IDSA/ATS2007では，良質な検体が得られ，質の高い作業を行える場合にのみ実施すべきとしており，BTS2009

表4 呼吸器感染症の病原体別にみた検査の適応

	塗抹・染色	培養・同定	血清抗体価	抗原検出	遺伝子検査	備考
一般細菌	○	◎	×	△	×	培養・同定が標準的. 抗原検出が可能なのは肺炎球菌のみ.
肺炎マイコプラズマ	×	△	△	○	○	抗原検出（イムノクロマト法）と遺伝子検査（LAMP法）が有用.
肺炎クラミジア	×	×	△	×	×	抗体価による検査は慎重な判定が必要.
レジオネラ・ニューモフィラ	△	○	△	○	○	塗抹・染色はヒメネス染色が有用. 培養にはWYOやBCYE-α培地を用いる. 遺伝子検査（LAMP法）が有用.
インフルエンザウイルス	×	×	×	◎	△	遺伝子検査は新型インフルエンザが疑われる場合に実施

◎：標準的な検査法，○：有用な検査法，△：限定的に用いられる検査法，×：一般的に用いることがない検査法.
（文献1より転載）

では，すべての患者でルーチンに行う必要はないものの，培養結果の解釈に役立つとしている．

治療のアプローチ

▶ エンピリック治療

　　JRS2017では，治療の場に応じたエンピリック治療（培養結果が出るまでの初期数日間の治療）として，主な原因菌の統計学的頻度，予後，宿主背景等の一般的な情報をもとに推奨レジメンを決定している（図3）．外来患者（軽症〜中等症）では，市中肺炎で最も頻度の高い原因菌である肺炎球菌と，軽症肺炎群で頻度の高い肺炎マイコプラズマとを想定して，前出のように細菌性と非定型との鑑別を行うとしている．細菌性肺炎が疑われる場合にはペニシリン系薬を，非定型肺炎が疑われる場合にはマクロライド系薬を選択する．本邦では肺炎球菌のマクロライド耐性が他国と比較して高度であるため，耐性が進んでいる地域ではマクロライド系薬単剤で肺炎球菌をも想定した治療を行うことには注意を要する．また，レスピラトリーキノロンは「慢性の呼吸器疾患がある場合には第一選択」として記載されているが肺結核合併例での診断の遅れや耐性の誘導のリスクがあることから，濫用をさけ他に妥当性の高い選択肢がないかどうか考慮するようにとコメントされている．

　　一般病棟入院患者（中等症〜重症肺炎）では，初期に静注薬で開始し，可能ならば早期に内服薬へスイッチする．集中治療室入室患者（重症〜超重症肺炎）では，代表的な原因として，肺炎球菌とレジオネラ・ニューモフィラ（Legionella pneumophila）のほか，緑膿菌を含むグラム陰性桿菌，黄色ブドウ球菌，オウム病クラミジア（Chlamydophila psittaci），インフルエンザウイルスがあげられている（ただし，緑膿菌による重症市中肺炎は頻度が低い）．エンピリック治療としては，図3のA〜E法のなかから選択する．超重症肺炎では抗菌薬併用療法を積極的に検討すべきとし，C法のβ-ラクタム系薬とマクロライド系薬の併用療法は，菌血症を伴う市中肺炎あるいは重症肺炎において予後を改善することが多数報告されているとしている．

外来患者群	一般病棟入院患者群	集中治療室入室患者群
内服薬 ・β-ラクタマーゼ阻害薬配合ペニシリン系薬 [*1] ・マクロライド系薬 [*2] ・レスピラトリーキノロン [*3, *4] **注射薬** ・セフトリアキソン ・レボフロキサシン [*4] ・アジスロマイシン	**注射薬** ・スルバクタム・アンピシリン ・セフトリアキソン or セフォタキシム ・レボフロキサシン [*4] ※非定型肺炎が疑われる場合 ・ミノサイクリン ・レボフロキサシン [*4] ・アジスロマイシン	**注射薬** A法：カルバペネム系薬 [*5] or 　　　タゾバクタム・ピペラシリン B法 [†]：スルバクタム・アンピシリン or 　　　セフトリアキソン or 　　　セフォタキシム C法：A or B法＋アジスロマイシン D法：A or B法＋レボフロキサシン [*4, *6] E法：A or B or C or D法＋抗MRSA薬 [*7]

図3　CAPのエンピリック治療抗菌薬

*1：細菌性肺炎が疑われる場合：スルタミシリン，アモキシシリン・クラブラン酸（高用量が望ましく具体的な投与量は文献1（p.170）の「参考資料・代表的な抗菌薬名と用法・用量」を参照）．
*2：非定型肺炎が疑われる場合：クラリスロマイシン，アジスロマイシン
*3：慢性の呼吸器疾患がある場合には第一選択薬：ガレノキサシン，モキシフロキサシン，レボフロキサシン，シタフロキサシン，トスフロキサシン
*4：結核に対する抗菌力を有しており，使用に際しては結核の有無を慎重に判断する．
*5：メロペネム，ドリペネム，ビアペネム，イミペネム・シラスタチン
*6：代替薬：シプロフロキサシン [*4] or パズフロキサシン [*4]
*7：MRSA肺炎のリスクが高い患者で選択する：リネゾリド，バンコマイシン，テイコプラニン，アルベカシン
†：緑膿菌を考慮しない場合
（文献1より転載）

原因微生物の判明後は，標的治療（分離菌に対応した治療）へのde-escalationが推奨されており，原因菌の抗菌薬感受性および地域における薬剤感受性傾向を参考にして行う．

一方，IDSA/ATS2007では，重症度によらず細菌性肺炎と非定型の両方をカバーする内容となっている（表5）．これまで健康で3カ月以内に抗菌薬使用歴がない外来患者ではマクロライド系薬単剤が勧められているが，軽症であってもリスク因子のある患者では薬剤耐性肺炎球菌とグラム陰性桿菌も含めてカバーする内容となっている．BTS2009では対照的に，軽症肺炎では非定型病原体のカバーを行っていない．これは，非定型病原体はマイコプラズマを除いて頻度が高くなく，マイコプラズマ肺炎は若年の患者に多く死亡率が低いため，アモキシシリンで効果がみられない際に非定型病原体をカバーすればよいという考えによる．加えて，市中肺炎ではインフルエンザ桿菌やモラキセラ肺炎は頻度が低く，β-ラクタマーゼ産生株も少ないという疫学的状況から，アモキシシリンを第一選択としている．同ガイドラインでは抗菌薬の具体的な使用量が明示されているのも特徴である（表6）．

▶治療終了時期

JRS2017では，軽症から中等症で初期治療が奏功している場合には1週間以内（5〜7日間），重症例や，劇症化・難治化をきたしうるレジオネラ・ニューモフィラやMRSA，緑膿菌などが原因菌の場合，肺外にも感染が広がっている場合には7〜14日間（以上）を基本としている．

表5　IDSA/ATS 2007で推奨されるエンピリック治療

外来患者	① これまで健康で3カ月以内に抗菌薬使用歴がない 　● マクロライド系薬 　● ドキシサイクリン ② 慢性の心・肺・肝・腎疾患，糖尿病，アルコール依存，悪性腫瘍，無脾症，免疫抑制状態 or 免疫抑制薬の使用，3カ月以内の抗菌薬の使用，といった併存症がある 　● レスピラトリーキノロン（モキシフロキサシン，ゲミフロキサシン，レボフロキサシン［750 mg］） 　● β-ラクタム系薬＋マクロライド系薬 ③ 高度のマクロライド耐性（MIC≧16 μg/mL）肺炎球菌の感染率が高い（＞25％）地域 　● 併存症のない患者でも上記②にあげた代替薬を用いることを考慮
ICU以外の入院患者	● レスピラトリーキノロン ● β-ラクタム系薬＋マクロライド系薬
ICUの入院患者	● β-ラクタム系薬（セフォタキシム，セフトリアキソン，アンピシリン・スルバクタム） 　＋ アジスロマイシン or レスピラトリーキノロン 　（ペニシリンアレルギー患者では，レスピラトリーキノロンとアズトレオナムを推奨）
特別なケース	緑膿菌を考慮すべきとき 　● 抗肺炎球菌・抗緑膿菌β-ラクタム系薬（ピペラシリン・タゾバクタム，セフェピム，イミペネム，メロペネム）＋ シプロフロキサシン or レボフロキサシン 　● 上記のβ-ラクタム系薬 ＋ アミノグリコシド ＋ アジスロマイシン 　● 上記のβ-ラクタム系薬 ＋ アミノグリコシド ＋ 肺炎球菌に有効なキノロン系薬（ペニシリンアレルギー患者では，上記β-ラクタム系薬の代替としてアズトレオナム） 市中MRSAを考慮すべきとき 　● バンコマイシンかリネゾリドを追加

※MRSA：メチシリン耐性黄色ブドウ球菌　（文献2をもとに筆者作成）

総合診療医の視点

　市中肺炎の鑑別疾患として常に肺結核は想起しておきたい．結核を疑うのは，湿性咳嗽が持続し，特に倦怠感，体重減少，夜間盗汗のある患者，あるいは結核のリスク因子（結核有病率の高い地域出身，社会的貧困，高齢）をもつ患者であり，このような場合には喀痰検査を考慮する[3]．

　また，肺炎の診断や治療のみならず，予防への取り組みも総合診療医の大切な役割である．肺炎球菌ワクチンおよびインフルエンザワクチン[1～3]と禁煙[3]を勧める．これらは肺炎罹患時や回復後のタイミングでしっかりと説明し介入したい．

紹介のタイミング（救急科，呼吸器内科，感染症科；他院あるいは院内）

　上述のように，敗血症の有無の判断と重症度の判断を行って治療の場を決定し，適切な院外紹介や院内コンサルテーションを行う（図2）．

文献

1) 「成人肺炎診療ガイドライン2017」（日本呼吸器学会成人肺炎診療ガイドライン2017作成委員会）日本呼吸器学会，2017
　▶ 有料．2018年11月現在は学会ホームページからの直販のみ．作成1年後を目処にMindsサイトに無償提供を開始するとあるため，近いうちに無料で入手可能になると思われる．

2) Mandell LA, et al：Infectious Diseases Society of America/American Thoracic Society consensus guidelines on the management of community-acquired pneumonia in adults. Clin Infect Dis, 44 Suppl 2：S27-S72, 2007
　https://www.thoracic.org/statements/resources/mtpi/idsaats-cap.pdf
　▶ 無料．2018年11月現在，改訂作業中のようで近く改訂版が発行されると思われる．

表6　BTS 2009で推奨されるエンピリック治療

重症度 （CURB65に基づく）	治療場所	推奨される治療	代替の治療
軽症 （CURB65＝0-1）	自宅	アモキシシリン 1回500 mg×3回 経口	ドキシサイクリン 初回200 mg 以降100 mg 経口 or クラリスロマイシン 1回500 mg×2回 経口
軽症だが入院が望まれる （社会的理由／不安定な併存症） （CURB65＝0-1）	病院	アモキシシリン 1回500 mg×3回 経口 経口不可：アモキシシリン 1回500 mg×3回 静注	ドキシサイクリン 初回200 mg 以降100 mg 経口 or クラリスロマイシン 1回500 mg×2回 経口
中等症 （CURB65＝2）	病院	アモキシシリン 1回500〜1,000 mg×3回 経口＋クラリスロマイシン 1回500 mg×2回 経口 経口不可：アモキシシリン 1回500 mg×3回 静注 or ベンジルペニシリン 1回1.2 g×4回 静注＋クラリスロマイシン 1回500 mg×2回 静注	ドキシサイクリン 初回200 mg 以降100 mg 経口 or レボフロキサシン 1回500 mg×1回 経口 or モキシフロキサシン 1回400 mg×1回 経口
重症 （CURB65＝3-5）	病院 （ICUも考慮）	**できるだけ早期に抗菌薬を投与** アモキシシリン・クラブラン酸 1回1.2 g×3回 静注＋クラリスロマイシン 1回500 mg×2回 静注 （レジオネラが強く疑われる場合はレボフロキサシンの追加を考慮）	ベンジルペニシリン 1回1.2 g×4回 静注＋レボフロキサシン 1回500 mg×2回 静注 or シプロフロキサシン 1回400 mg×2回 静注 または セフロキシム 1回1.5 g×3回 静注 or セフォタキシム 1回1 g×3回 静注 or セフトリアキソン1回2 g×1回 静注＋クラリスロマイシン 1回500 mg×2回 静注（レジオネラが強く疑われる場合はレボフロキサシンの追加を考慮）

（文献3をもとに筆者作成）

3) Lim WS, et al：BTS guidelines for the management of community acquired pneumonia in adults: update 2009. Thorax, 64 Suppl 3：iii1-ii55, 2009
   https://www.brit-thoracic.org.uk/standards-of-care/guidelines/bts-guidelines-for-the-management-of-community-acquired-pneumonia-in-adults-update-2009/
   ▶ 無料．上記Webサイト内に，quick reference guideやprimary care summaryも公開されており，コンパクトにまとめられていて読みやすい．

4) Singer M, et al：The Third International Consensus Definitions for Sepsis and Septic Shock (Sepsis-3). JAMA, 315：801-810, 2016
   https://jamanetwork.com/journals/jama/fullarticle/2492881
   ▶ 無料．

中山　元（Gen Nakayama）
医療法人恒貴会 大和クリニック，筑波大学大学院医学系専攻 地域医療教育学
今年度から岡山を離れて茨城へ移りました．臨床と，まだまだ駆け出しですが研究活動を頑張っております！

田原正夫（Masao Tahara）
岩倉駅前たはらクリニック
京都で家庭医療を実践する診療所として開業し2年となります．一緒に診療していただける家庭医・総合診療医を募集中です．

聞きたい！知りたい！薬の使い分け

第27回

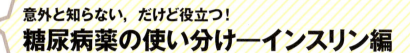

意外と知らない，だけど役立つ！
糖尿病薬の使い分け―インスリン編

三澤美和

1 はじめに

インスリンの自己注射が日本ではじめて保険適用になったのが1981年．1946年前後の「蒸留水に"インスリン"とラベルが貼られて単位数も書いていない」インスリン製剤から，長い歴史と当時の患者さんや医療者の努力を経て自己注射が保険適用になり，その後はものすごいスピードで改良され今の形にいたっている[1]．

患者さんと私たち医療者は多くの種類から注射製剤を選び，使いやすいデバイスが糖尿病患者さんの日常を支えるようになったことは感慨深いが，種類が多くついていけないくらいである．種類や作用が多岐にわたりなんだかとっつきにくい糖尿病薬，今回はそのなかの注射薬をなるべくシンプルに理解できるようまとめてみた．

2 糖尿病注射薬のおさらい

糖尿病治療薬の注射薬は大きく分けて2種類ある．インスリン製剤とGLP-1受容体作動薬（以下GLP-1製剤）である．今はたくさんのメーカーから多種類が出ており最新のものを表に示す[2]．たくさんあって混乱しそうだが，糖尿病注射薬の使い方をインスリンと，GLP-1製剤にわけて考える．

3 薬の使い分け

Q1. 同じ注射薬でもインスリンを導入するのか，GLP-1製剤を導入するのか，どちらがいいの？

GLP-1受容体作動薬の作用機序を復習しよう（図1）．内服薬も併せて考えると，SU薬，速効型インスリン分泌促進薬（グリニド薬），DPP-4阻害薬と，注射薬のGLP-1受容体作動薬はいずれも，**患者自身のインスリン分泌能が十分残っているからこそ効果を発揮する薬である**．すなわち，長期間の糖尿病によってインスリン分泌能がそもそも低い場合，1型とまではいかないがインスリン分泌が減ってきている場合にはこれらの薬は治療効果を発揮しない．

表 外来で使うインスリン製剤とGLP-1製剤一覧

● プレフィルド／キット製剤

分類	製品名	単位数／容量	薬価（円）	作用発現時間	最大作用時間	作用持続時間
超速効型	ノボラピッド注フレックスタッチ	300/3 mL	1,952	10〜20分	1〜3時間	3〜5時間
	ノボラピッド注フレックスペン	300/3 mL	1,925	10〜20分	1〜3時間	3〜5時間
	ノボラピッド注イノレット	300/3 mL	1,882	10〜20分	1〜3時間	3〜5時間
	ヒューマログ注ミリオペン	300/3 mL	1,470	15分未満	30分〜1.5時間	3〜5時間
	アピドラ注ソロスター	300/3 mL	2,173	15分未満	30分〜1.5時間	3〜5時間
速効型	ノボリンR注フレックスペン	300/3 mL	1,855	約30分	1〜3時間	約8時間
	ヒューマリンR注ミリオペン	300/3 mL	1,590	30分〜1時間	1〜3時間	5〜7時間
中間型	ノボリンN注フレックスペン	300/3 mL	1,902	約1.5時間	4〜12時間	約24時間
	ヒューマリンN注ミリオペン	300/3 mL	1,659	1〜3時間	8〜10時間	18〜24時間
持効型	トレシーバ注フレックスタッチ	300/3 mL	2,502	該当なし（定常状態）	明らかなピークなし	＞42時間
	レベミル注フレックスペン	300/3 mL	2,493	約1時間	3〜14時間	約24時間
	レベミル注イノレット	300/3 mL	2,319	約1時間	3〜14時間	約24時間
	ランタス注ソロスター	300/3 mL	1,936	1〜2時間	明らかなピークなし	約24時間
	ランタスXR注ソロスター	450/1.5 mL	2,933	1〜2時間	明らかなピークなし	約24時間
	インスリングラルギンBS注ミリオペン「リリー」	300/3 mL	1,481	1〜2時間	明らかなピークなし	約24時間
	インスリングラルギンBS注キット「FFP」	300/3 mL	1,481	1〜2時間	明らかなピークなし	約24時間
混合型（インスリンアナログ）	ヒューマログミックス25注ミリオペン	300/3 mL	1,494	15分未満	0.5〜6時間	18〜24時間
	ノボラピッド30ミックス注フレックスペン	300/3 mL	1,948	10〜20分	1〜4時間	約24時間
	ノボラピッド50ミックス注フレックスペン	300/3 mL	1,935	10〜20分	1〜4時間	約24時間
	ノボラピッド70ミックス注フレックスペン	300/3 mL	1,903	10〜20分	1〜4時間	約24時間
	ヒューマログミックス50注ミリオペン	300/3 mL	1,480	15分未満	30分〜4時間	18〜24時間
混合型（ヒトインスリン）	ノボリン30R注フレックスペン	300/3 mL	1,911	約30分	2〜8時間	約24時間
	イノレット30R注	300/3 mL	1,840	約30分	2〜8時間	約24時間

● カートリッジ製剤

分類	製品名	単位数／容量	薬価（円）	作用発現時間	最大作用時間	作用持続時間
超速効型	ノボラピッド注ペンフィル	300/3 mL	1,359	10〜20分	1〜3時間	3〜5時間
	ヒューマログ注カート	300/3 mL	1,230	15分未満	30分〜1.5時間	3〜5時間
	アピドラ注カート	300/3 mL	1,562	15分未満	30分〜1.5時間	3〜5時間
速効型	ヒューマリンR注カート	300/3 mL	1,205	30分〜1時間	1〜3時間	5〜7時間
中間型	ヒューマリンN注カート	300/3 mL	1,220	1〜3時間	8〜10時間	18〜24時間
持効型	トレシーバ注ペンフィル	300/3 mL	1,778	該当なし（定常状態）	明らかなピークなし	＞42時間
	レベミル注ペンフィル	300/3 mL	1,793	約1時間	3〜14時間	約24時間
	ランタス注カート	300/3 mL	1,431	1〜2時間	明らかなピークなし	約24時間
	インスリングラルギンBS注カート「リリー」	300/3 mL	915	1〜2時間	明らかなピークなし	約24時間

表　外来で使うインスリン製剤とGLP-1製剤一覧（つづき）

分類	製品名	単位数／容量	薬価（円）	作用発現時間	最大作用時間	作用持続時間
混合型（インスリンアナログ）	ヒューマログミックス25注カート	300/3 mL	1,249	15分未満	30分〜6時間	18〜24時間
	ノボラピッド30ミックス注ペンフィル	300/3 mL	1,430	10〜20分	1〜4時間	約24時間
	ヒューマログミックス50注カート	300/3 mL	1,240	15分未満	30分〜4時間	18〜24時間

● GLP-1 受容体作動薬

一般名	製品名	薬価（円）	用量	用法	備考
リラグルチド	ビクトーザ皮下注 18 mg	10,245 (18 mg/1キット)	0.3〜0.9 mg/日	1日1回	製剤・注入器一体型
エキセナチド	バイエッタ皮下注5μgペン300 バイエッタ皮下注10μgペン300	9,937 (300μg/1キット)	10〜20μg/日	1日2回	製剤・注入器一体型
	ビデュリオン皮下注用2 mgペン	3,586 (2.76 mg/1キット)	2 mg/週	1週間1回	キット製剤．同梱物：2 mg 製剤バイアル，専用懸濁用液シリンジ，バイアルコネクター，専用注射
リキシセナチド	リキスミア皮下注300μg	6,798 (300μg/1キット)	10〜20μg/日	1日1回	製剤・注入器一体型
デュラグルチド	トルリシティ皮下注0.75 mgアテオス	3,462 (0.75 mg/1キット)	0.75 mg/週	1週間1回	製剤・注入器一体型
セマグルチド	オゼンピック皮下注2 mg	(2.01 mg/1キット)	0.5 mg/週	1週間1回	

バイアル製剤は外来で使うことがないため割愛．
（文献2を参考に筆者まとめ）

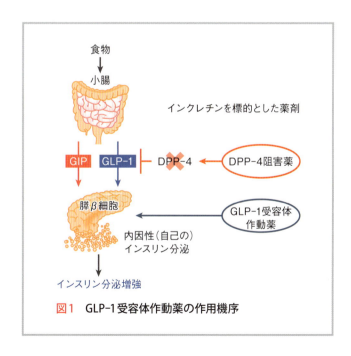

図1　GLP-1受容体作動薬の作用機序

患者のインスリン分泌能が残っているかどうかの指標は食後1〜2時間の血中Cペプチドや（1.0 ng/mL以下），空腹時血中Cペプチド（0.5 ng/mL以下），24時間蓄尿によるCペプチド値などあるが，外来で測定できる指標として近年Cペプチドインデックス（CPI）の有用性が指摘されている[3]．

CPI ＝ 血中随時Cペプチド(ng/mL) /空腹時血糖(mg/dL)×100

カットオフ値　1.0（感度62.0％，特異度81.2％）
0.8以下でインスリンが必要，1.8以上で不要とすると特異度は約90％となるとされる．

これらを目安にインスリン分泌が不十分であれば，インスリンそのものの補充を，インスリン分泌が十分あり特に肥満・インスリン導入による体重増加が懸念される場合にはGLP-1製剤の使用も考慮していいだろう．注意すべきはGLP-1製剤については，薬価が非常に高い（1週間製剤では1キット3,500円前後，毎日注射のタイプでも2週間〜4週間で10,000円前後するものも多い），まだ新しい薬であり長期的な安全性，有効性については不明確である点があげられる．その条件をクリアしてでも使用すべき患者は慎重に選ぶ必要があり，日常診療でプライマリ・ケア医がGLP-1製剤を使う場面は十分検討されてからが望ましい．

Q2．インスリンを使おう．種類の多いインスリンのなかからどうやって選べばいい？

まず，インスリンをどう選ぶかは以下の2つの手順がシンプルである．
1) どの作用時間のインスリンを使うか決める
2) プレフィルド/キット製剤にするのか，カートリッジや特殊型にするのかを決める（ちなみにGLP-1製剤は2018年9月現在，キット製剤のみである）

インスリン導入の基本を復習しておこう．インスリンの導入を考える場面は以下である．（文献4，5を参考に筆者まとめ）

① 複数の種類の経口薬で治療をしてもコントロール不良である例
　　（HbA1c 8％以上が数カ月続く，空腹時250 mg/dL以上・随時300 mg/dL以上）
② 高齢で内服薬の選択肢が少なくコントロールが困難な例
③ 肝，腎機能が悪く同じく内服薬の選択肢が少ない例
④ ステロイド治療が必要で一時的に高血糖を認める例
⑤ 一時的に糖毒性を解除しないといけない状態，尿ケトン陽性例
⑥ インスリン依存状態（1型糖尿病，緩徐進行型1型糖尿病）
⑦ 高血糖性昏睡（糖尿病ケトアシドーシス，高浸透圧高血糖状態）
⑧ 糖尿病合併妊娠，妊娠を希望する女性で食事療法だけではコントロール不良例
⑨ 静脈栄養時や手術前後の血糖コントロール例

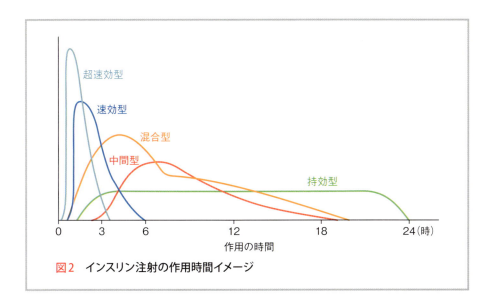

図2　インスリン注射の作用時間イメージ

　実際プライマリ・ケアの現場では⑥〜⑨に関してはあまり無理せず，一時的にでも専門医に相談していただくといいだろう．日常ではほとんどが①〜③で悩むことが多く，インスリン導入を考慮してほしい．特に，SU薬が添付文書上の最大投与可能量の半分以上になると，それ以上増量しても大きな血糖降下効果は望めない（ハーフマックスと呼ぶ）というのは，糖尿病専門医が臨床でよく考えていることなので，SU薬とほか1〜2剤を併用してでもコントロールが改善できない例は躊躇せずインスリン導入へ進めるようになりたいものである．

Q3. どの作用時間が導入に使いやすい？〜外来ではまず持効型を使えるようになろう〜

　インスリンの作用時間には**超速効型**（注射後すぐに作用），**速効型**（注射後30分を目安に作用），**中間型**（注射後1時間ほどでゆっくり作用し7〜8時間，長いものではもう少し作用），**持効型**（1時間以内に作用し，23〜24時間作用，長いものは72時間とうたわれているものもある），**混合型**（中間型と超速効もしくは速効を混ぜたもの）がある（表，図2）．外来ではまず，持効型を用いたBOTを扱えるといいだろう．

　BOTとはBasal supported oral therapyの略で，**それまでの内服薬を残しながら基礎血糖値を下げるために持効型を1日に1回導入する方法**である．

　BOTの利点としては

- 朝食前空腹時血糖を目安に調整がしやすい
- 1日1回注射なので本人・家族が受け入れやすい
- 低血糖のリスクが低い（高所作業，運転手，高齢者など）
- 保険適用で血糖自己測定が行える
- 食事や仕事が不規則でも導入しやすい（24時間に1回注射できればよい）

などがあげられ，**忙しい外来ではまず持効型の注射薬をどれか1種類**，使えるようになればいいだろう．

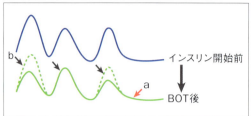
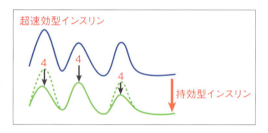
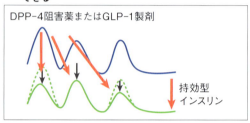

図3　BOTと食後血糖コントロールのイメージ

どの持効型を使えばいいかはU-100製剤，U-300製剤の2つのタイプを覚えておくといいだろう．

● **U-100製剤：1 mLにインスリン100単位含有**

インスリングラルギンなど多くの持効型がこれ．24時間きっちりは持続しないといわれており，やや安定感に欠けるが後発品も含めると薬価はかなり安く，日常ではやはり使う場面が多い．

U-100製剤のなかでインスリンデグルデクだけは同じ持効型のなかでも作用時間がぐんと長く（40時間以上といわれている）ピークレスな安定感がある．ペン型ではなくカートリッジ型なので使い方の指導が別に必要．

● **U-300製剤：1 mLにインスリン300単位含有**

ランタス®XRがこれにあたる．U-100製剤よりは24時間をこえてフラットな作用を示す．1型も含め不安定な人にはフィットする場合があるが薬価が高い．

BOTをすると，食後の血糖上昇の山はそのまま全体に血糖の動きが下がるイメージになる（図3のA-a）．1日1回朝食前の空腹時血糖（理論的に1番血糖値が低くなるところ）だけ自己血糖測定をしてもらえば，2〜4単位ずつの増減で調整がしやすい．BOT導入時に併用する経口薬は禁忌がなければメトホルミンは必須（それまで使っているはずなのでそのまま残す），少量のSU薬を残す形になることが多い．持効型インスリンの導入で空腹時血糖がある程度下がったら，低血糖の回避のためにもそれまで使っていたSU薬は減量から中止にもっていく．

基礎血糖値がよくなったあと，食後だけ大きく血糖上昇する人（図3のA-b）がいるが，まずはそれが全体として許容範囲かどうかは考えよう．BOTは患者さんのためにもなるべくシンプルな方がよい．もし，食後血糖上昇が大きくコントロールが必要な場合，少し前までは強化インスリン療法として超速効型インスリンを食直前に使用しいわゆる「食後血糖スパイク」を下げる治療が選択されていた（図3B）．しかし近年は，インスリン分泌能が残っている人には，DPP-4阻害薬やGLP-1受容体作動薬が食後スパイクを抑える役目として併用することも可能である（図3C）．超速効型を使うこととの違いは，① 理論的に食事量にムラがあっても低血糖を起こすリスクが限りなく低い，② 注射回数を減らせる，という利点が考えられる．一方で，③ 薬価がかなり高くなる，④ 長期的な安全性や糖尿病予後に関するデータにまだまだ乏しい，⑤ 食後のグルコーススパイスを抑えるには限界がある（高度の食後高血糖の人にはやはり超速効型が必要）という側面もある．患者さんの状況，適応，そもそもの血糖コントロールのゴール，患者さんの希望などをしっかり見据えて話し合い，最終的には患者さんと注射薬の選択を行うことはいうまでもない．

BOTは最終的に以下のパターンに落ち着くことが多い．

- 1日1回の持効型インスリン＋メトホルミン（使える人はなるべく高容量）
- 1日1回の持効型インスリン＋メトホルミン＋食後血糖上昇が大きいところだけ超速効型インスリン
- 1日1回の持効型インスリン＋メトホルミン＋DPP-4阻害薬（もしくはGLP-1受容体作動薬）

Q4. 混合型の注射薬はどうやって使う？

プライマリ・ケアの現場で混合型を使う場面は限りなく減っているといっていい．混合型のほとんどが，基礎インスリンの役割を中間型インスリン（7～8時間ほどで作用がきれるインスリン）の混合でつくっているが，混合型を使うより，持効型インスリンで基礎血糖値（空腹時血糖値）を合わせていく方が調整をしやすく，血糖値も安定する．

Q5. どのタイプのデバイスにする？

どの作用時間のインスリンを使うのかというのを決めたら，薬価とデバイスの使い勝手で最終的には注射薬の決定にいたる．外来で使うインスリンデバイスには3つの形があるので覚えておこう（図4）．

1) プレフィルド/キット製剤

いわゆる使い捨てのペン型である．使い切ったら廃棄するため，カートリッジ交換の手間がいらない．またカートリッジ製剤よりおおむね，軽量で握りやすいものが多い．

- **プレフィルド製剤の特殊型**

イノレット®がこれにあたる．ペンの操作が難しい方，握力が弱い方，目が見えにくい方などが大きな目盛りで握りやすく工夫されている．

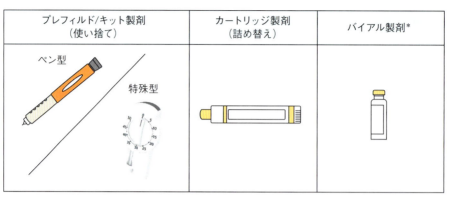

図4　インスリン製剤のデバイスの型
インスリン製剤の商品名はどれも「インスリンの名称＋デバイスの名称」の組み合わせになっている．例えば「ランタス注®ソロスター」は「ランタス注」がインスリンの名称，「ソロスター」がそのメーカーのデバイスの名称である．
＊バイアル製剤は外来で使うことはない．

2）カートリッジ製剤

　万年筆のようなペンのなかにカートリッジをいれかえながら使う製剤である．この「万年筆」に初期費用がかかるが，インスリンカートリッジは同じ薬剤でもキット製剤より薬価が安いため，1本400〜500円の差があり，長期間インスリンを使用するとわかっている人には年単位で考えると薬価負担がかなり違ってくる．カートリッジ交換は難しくないので覚えられるならこちらを利用するのもいいだろう．

　少し重めで握った感じが太いものもある．

3）バイアル製剤

　入院時，輸液内への混合などに使うことがあるが，外来診療で使用することはまずない．

4　患者さんへの説明のコツ

　何よりまず，扱う医師やスタッフがさまざまなメーカーのいろいろなタイプのインスリンを触ってみることである．握り具合，重さ，太さがそれぞれ微妙に異なり，実際に注射をうつシミュレーションをしてみると患者さんが日常行う作業が実感としてわかる．「この患者さんにこの作業ができるかな」と考えてから選んであげたい．作用時間のタイプを選ぶのは医師だが，患者さんにも実際のペンタイプやカートリッジタイプを見てもらって，薬価とあわせて相談するといいだろう．

さいごに～読者へのアドバイス

　注射薬を選ぶのはそれほど難しいことではない．今のインスリンはペンの形もスタイリッシュで一見注射薬には見えないものも多い．実際に触ってみると，針をつける，空打ちをする，単位をセットして打つ，などの行程がそれなりに細かく大変なことがわかる．毎日これを続けている患者さんをぜひねぎらい，HbA1cがたとえ悪化していても「外来に今回も来てくれてありがとう」「毎日注射大変だけどよくがんばりましたね」の気持ちを示してあげてほしい．

文献

1) 石井 均：Road of the Master Clinician わが国におけるインスリン治療の歴史―平田幸正先生（東京女子医科大学糖尿病センター名誉所長）に聞く．糖尿病診療マスター，2：4-10，2004
2) 日本医療・健康情報研究所：インスリン製剤・インクレチン関連薬・SGLT2阻害薬 早見表2018．糖尿病リソースガイド
　　http://dm-rg.net/1/img/table_insulin/insulinchart.pdf
3) 浅野貴子, 他：2型糖尿病におけるインスリン治療の要否判定の指標としての尿中Cペプチド補正値（UCC）およびCペプチドインデックス（CPI）の有用性．糖尿病，51：759-763，2008
4) 注射薬の適応と処方．「糖尿病専門医研修ガイドブック改訂第7版」（日本糖尿病学会／編著），pp242-243，診断と治療社，2017
5) 「糖尿病治療ガイド2018-2019」（日本糖尿病学会／編著），pp61-66，文光堂，2018

Profile

三澤美和（Miwa Misawa）
大阪医科大学附属病院 総合診療科
家庭医療専門医・指導医，糖尿病専門医
11年間勤めた市中病院から大学病院という仕事に転職してもうすぐ3年になります．大学病院ならではの難しい病態と多くの問題を抱えた患者さんと向き合いながら，総合診療医としての自分なりの役割を確かめる毎日は何年たってもかわりません．糖尿病治療は長い長い人生の一端を一緒に歩くこと．少しでもそのお手伝いをしながら，さまざまな健康問題の心配に答えていけるよう，日々精進したいと思っています．

誌上EBM抄読会

診療に活かせる論文の読み方が身につきます！
情報を上手く取り入れ、一歩上の診療へ

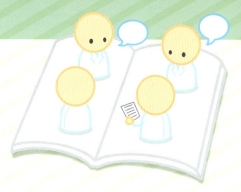

シリーズ編集／南郷栄秀（東京北医療センター 総合診療科）
野口善令（名古屋第二赤十字病院 総合内科）

第26回　名古屋第二赤十字病院総合内科　EBMラウンド
血液培養検査をレジン吸着ボトルで行った場合，菌血症の検出率が上がるか？

渡邉剛史，野口善令

連載にあたって

　EBMスタイルの抄読会とは，ただ英語の文献を読むだけでなく，内容を「批判的吟味」することと，その情報を「どのようにして実際に自分の診療に取り入れるか」を主体的に考えることを主な目的にしています．

　本連載では，東京北医療センター総合診療科の「木曜抄読会」と名古屋第二赤十字病院総合内科の「EBMラウンド」という，臨床の現場で実際に行われているEBMスタイルの抄読会を交代で紹介していきます．各回の構成は，まず研修医が各抄読会のフォーマットに沿って抄読会の内容を紹介し，最後に指導医が抄読会の内容に対して考えていることを紹介します．論文を読むだけの抄読会ではなく，論文を現場での判断にどう活かしていくかという考え方のプロセスをお楽しみください．

EBMラウンドのフォーマット

臨床状況の呈示：疑問が生まれた症例を紹介

Step 1　疑問の定式化（PICO）：疑問を，どんな患者（patient）が，どんな介入（intervention）を受けると，何と比べて（comparison），どうなるか（outcome）で定式化し，カテゴリー（治療・予防・診断・予後・病因・害）を決定．

概　観：ハリソン内科学やUpToDate®，その他のテキストで現在，標準的（スタンダード）とされていることを調べる

Step 2　情報検索：2次資料などから論文を検索し，今回のPICOに一致する論文を選ぶ

Step 3　論文の批判的吟味：論文の研究デザインに対応する「はじめてシート」※を用いて批判的吟味をする

Step 4　患者への適用：「はじめてアプリシート」※を用いて具体的な個別の判断をくだす．加えて，①治療の効果は有害副作用に見合うか，②日本での一般的な使用法と違いはないか，日本の保険適用との整合性はあるか，③論文の研究資金を製薬会社から受けていないかなども考慮する

Step 5　振り返り：各Stepについて考察する

※著者が運営するサイトThe SPELL（http://spell.umin.jp/）よりダウンロードできます

臨床状況の呈示

　われわれ内科医は何科であっても感染症診療を行っています．細菌感染症の診療の基本は①感染臓器を推定し，②感染微生物を推定し，③想定する微生物を最低限カバーする抗菌薬を投与することです．

診療の初期において，原因微生物は感染臓器やグラム染色の結果から複数が「想定」される場合が多いですが，診療の過程で原因菌を「特定」することができれば，その特定の菌だけ狙い撃ちする「definitive therapy」が可能になります．

　原因微生物を絞り込むために最も重要な検査の1つが血液培養です．研修医になりたての頃，上級医から血液培養は穿刺部位をよく消毒し，20 mLの血液を採取し，好気用と嫌気用の血液培養ボトルに10 mLずつ分注することが大切だと教えられました．

　さて，われわれが血液培養を真面目に採取するようになると，その結果が気になり，細菌検査室に足繁く通うようになります．すると検査技師さんと議論する機会が多くなります．先日技師さんから「血液培養ボトルが抗菌薬吸着ビーズを含有したものに変わりました．細菌の検出率が上がることが期待されます」と教えてもらいました．その話を聞いて，これまで血液培養をいかに適切に採取するかを中心に考えていましたが，その検体が「どのような培地・機器で培養され，どのような同定検査が行われるか」も原因微生物の同定に重要であることに気づかされました．それと同時に，血液培養ボトルや培養装置の違いにより，細菌の検出率がどれくらい異なるのか？ と気になりました．

✔ Step1：疑問の定式化

P（patient）　　：菌血症を疑う患者に対し
E（exposure）　：血液培養検査をレジン吸着剤入りボトルで行った場合と
C（comparison）：レジン吸着剤非含有ボトルで行った場合を比較すると
O（outcome）　：菌血症の検出率が上がるか？

✔ Step2：情報検索

1) 書籍，UpToDate®

　手元にある『レジデントのための感染症診療マニュアル 第2版』[1] 第Ⅰ章B-4　ⅱ) 血液培養の項目では，血液培養ボトルの種類，吸着薬に関して記載はありません．

　UpToDate® "Blood cultures for the detection of bacteremia＞CULTURE MEDIA" の項目[2] には「レジン，細胞溶解物質，他の中和物質を含む血液培養ボトルを使用は，抗菌薬先行投与された患者の菌血症の検出に有効かもしれない」と記載されているに留まります．

　『Mandell, Douglas, and Bennetts principles and practice of infectious diseases, 8th ed』[3] には血液培養ボトルに関する記載はありません．

2) 血液培養装置および血液培養ボトルについて

　血液培養自動分析装置はバクトアラート（BacT/ALERT；ビオメリュー・ジャパン）とBDバクテック（BACTEC；日本ベクトン・ディッキンソン）の2つが代表的です．血液培養ボトルは，吸着剤なしのボトル，チャコール入りボトル，レジン吸着剤入りボトルの3種類が流通して

いるようです．チャコール入りボトルはチャコールがグラム染色の解釈を困難にします．また原因菌の同定のために最近使用されることが多い質量分析装置（MALDI-TOF MS）を使用できないというデメリットがあるとのことでした．

血液培養の原理は，BacT/ALERT・BACTECのいずれも微生物により発生したCO_2がボトル底部のCO_2透過性シリコンエマルジョンのpH変化を誘導し，それをセンサーが感知するシステムです．

当院ではBacT/ALERTシステムを用いており，吸着剤なしのボトルからレジン吸着剤入りボトルの変更になりました．BacT/ALERTシステムで用いるレジン吸着剤入りボトルはFA plus（好気性菌用），FN plus（嫌気性菌用）培養ボトル，吸着剤の入っていないボトルはSA（好気性菌用），SN（嫌気性菌用）培養ボトルという商品名です．

● コスト

BacT/ALERT FA plusおよびFN plus培養ボトルは定価980円/本，BacT/ALERT SAおよびSN培養ボトルは定価800円/本で吸着剤入りボトルの方が高価ですが，納入価は割引のためほぼ同じでした（2018年11月現在）．

3）文献検索

PubMedで「BacT/ALERT FA plus」"all field"で論文を検索すると18件ヒットします．
BacT/ALERT，FA，FNなどがタイトルに含まれた論文のAbstractを読んでみると，レジン吸着剤入りボトルを用いた細菌の検出率を評価する論文は複数あるようですが，比較の手段がさまざまでした．

① **レジン吸着剤入りボトルとチャコール入りボトルの比較**

Kirn TJ, et al：Controlled clinical comparison of BacT/alert FA plus and FN plus blood culture media with BacT/alert FA and FN blood culture media. J Clin Microbiol, 52：839-843, 2014 [4]

BacT/ALERTシステムを用いて，レジン吸着剤入りボトルとチャコール入りボトルの微生物検出率を比較している論文です．黄色ブドウ球菌の検出率がレジン吸着剤入りボトルで有意に高いという結果でした．

Flayhart D, et al：Comparison of BACTEC PLUS blood culture media to BacT/Alert FA blood culture media for detection of bacterial pathogens in samples containing therapeutic levels of antibiotics. J Clin Microbiol, 45：816-821, 2007 [5]

BACTEC PLUS（BACTECシステムのレジン吸着剤入りボトル）とBacT/ALERT FA（BacT/ALERTシステムのチャコール入りボトル）を比較した論文です．
「購入した保存血」，「濃度を統一したさまざまな種類の抗菌薬」，「コロニー数を統一したさまざまな種類の微生物」を培養ボトルに入れ，微生物の検出率を比較しています．

BACTEC PLUS ボトルは，BacT/ALERT FA と比較してβ-ラクタム系抗菌薬，ゲンタマイシン / ペニシリン，バンコマイシンの投与下での微生物の検出率が高いという結果でした．

② 今回選んだ論文

Lee DH, et al：Clinical evaluation of BacT/Alert FA plus and FN plus bottles compared with standard bottles. J Clin Microbiol, 51：4150-4155, 2013[6]

BacT/Alert 血液培養システムを用いて，レジン吸着剤入りボトル（好気性菌用：FA plus，嫌気性菌用：FN plus 培養ボトル）と吸着剤の入っていないボトル（好気性菌用：SA，嫌気性菌用：SN 培養ボトル）の微生物検出率を比較した論文です．

当院でこれまで使用されていた standard ボトル（レジン吸着剤なし）と，最近採用されたレジン吸着剤入りボトルを比較しており，臨床的疑問と合致した論文です．今回は，定型的な RCT ではないため「はじめてシート[7]」は用いずに批判的吟味を行います．

✓ Step3：論文の批判的吟味

1）論文の PECO（図1）

> P ：血液培養を採取された患者に対し
> E ：血液培養検査を BacT/ALERT FA plus および FN plus 培養ボトル（レジン吸着剤入りボトル）で行った場合と
> C ：BacT/ALERT SA および SN 培養ボトル（吸着剤なし）で行った場合を比較すると
> O1：菌血症の検出率が上がるか？
> O2：血液培養陽性までの時間（the time to detection：TTD）が短縮するか？

2）割付が同等か？

1人の患者から1セット 20 mL の血液が2セット採取され，約5 mL ずつ BacT/Alert FA plus，FN plus，SA，SN の各ボトルに分注されているので，患者（血液）の割付は均等です．

3）ベースラインに差がないか？

1人の患者の血液が均等に4分割されているわけではないようです．分注された血液の量が4 mL 以下だったボトルのタイプは BacT/Alert FA plus，FN plus，SA，SN それぞれで 1,019（32.8％），879（28.3％），405（13.0％），547（17.6％）でした．これらの血液量が4 mL 以下のボトルが含まれるセットは解析から除外されています．

4）脱落

3,103セットの血液が採取され，血液量が4 mL 以下だったボトルが含まれるセットが除外されたと Result に記載されています．4 mL 以下を除外の基準とした理由は不明瞭です．最終的に解析されたのは，1,481セット（47.7％）です．「A total of 1,481 (47.7％) sets that met the

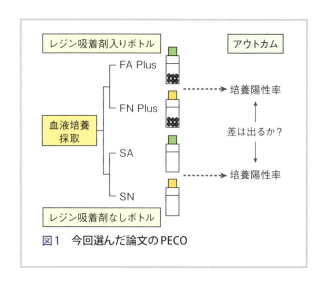

図1 今回選んだ論文のPECO

criteria of 4 mL were analyzed」と本文中に記載があるので，4 mL以下だったボトルが含まれるセット（計4本）はすべて除外されていると思われ，解析された血液培養ボトルの患者背景はすべてのボトルの群で同じはずです．

5）マスキング

マスキングされたという記載はありません．

6）その他

Material & Methodに「細菌検査室は午前9時～午後6時まで運用されており，それ以外の時間に届いた血液培養ボトルは室温で保存された」と記載がありました．培養開始から細菌が検出されるまでの時間（the time to detection：TTD）を正確に評価できているか疑問が残ります．

7）結果の評価

採取された3,103セットのうち1,481セットが評価されました．

論文のTable 1に好気ボトルの結果が示されており，FA Plusボトルのみ，SAボトルのみ，ともに検出された細菌の内訳が記載されています．158セット（10.7％）が培養陽性で，106セットはFA PlusボトルとSAボトルの両方で陽性になりました．FA Plusボトルのみ陽性は38本，SAボトルのみ陽性は14本で有意な差がありました（表）．FA Plusボトルのみで検出された細菌は，大腸菌が特に多いという結果でした．

血液培養採取前に抗菌薬の先行投与があった症例が約20％あり，FA Plusボトルのみ陽性が12本，SAボトルのみ陽性が2本と有意な差がありましたが，陽性になった細菌の内訳の記載はありませんでした．

嫌気性ボトルの結果がTable 2に記載されており，好気性ボトルと似た結果でした．

Table 4とTable 5にTTDのデータが記載されています．FA PlusボトルはSAボトルと比較し，有意に細菌検出までの時間が短い結果でした（11.1時間 vs. 13.1時間）．嫌気性用ボトルでも同様の結果で，レジン吸着剤入りボトルは早期に細菌を検出できることが示唆されています．

表 好気ボトル・嫌気ボトルでの血培陽性ボトル数

レジン吸着剤入り（好気性用, 嫌気性用），
レジン吸着剤なし（好気性用, 嫌気性用），
4本を1セットとし，1,481セットを解析

【好気ボトル】

微生物	陽性になったボトル数			P値
	両方	FA Plusのみ	SAのみ	
グラム陽性菌	29	10	13	0.678
グラム陰性菌	70	27	13	0.038
Total	106	38	14	0.001

【嫌気ボトル】

微生物	陽性になったボトル数			P値
	両方	FN Plusのみ	SNのみ	
グラム陽性菌	31	4	3	1.000
グラム陰性菌	66	22	6	0.004
Total	99	27	10	0.008

赤字：有意差あり
（文献1より作成）

8) 内的妥当性のまとめ

　論文の内的妥当性について振り返ると，同じ患者の血液を4本に分けているので，4群で患者背景は統一されています．分注される血液が4 mL以下の場合は，そのボトルの患者のセットごと除外されているので，除外によってそれぞれの群で患者背景のばらつきが生まれる心配はありません．

　血液量が5 mL前後と少ないことは実際のプラクティスと異なります．論文中でも指摘されていますが，ボトル1本あたり10 mLの血液を採取することが多い日常診療との乖離があります．ボトル1本あたり10 mLの血液を採取することがベストかどうかの吟味は次に独立して行いました．

　また血液培養採取の基準や採取ボトルがマスキングされていたかについて記載がありません．もし血液を分注する際にボトルの種類がわかるようであれば，血液分注時やボトルの消毒時に意図的な操作がなされるかもしれません．

　なお，この論文ではビオメリュー（bioMérieux）社から研究資金提供の記載があります．

9) 追加の吟味『血液培養ボトル1本あたり10 mLの血液を採取することがベストなのか？』

　UpToDate® "Blood cultures for the detection of bacteremia"[2] では「最低5 mLずつそれぞれのボトルに血液を入れるべきで，できれば10 mLずつが望ましい」としています．

　この根拠となる文献は[8]，平均8.7 mL採取したstandard volume群と平均2.7 mLのlow-volume群で血液培養の検出率が92％ vs 37％と差があり，血液量が1 mL増えるごとに3％検出率が上がるという論文でした．

また血液培養2セットボトル4本に合計40 mL（血液培養ボトル1本あたり10 mLの血液採取）採取した群を合計10 mL群，20 mL群，30 mL群と比較し，採血量が増えるに従い検出率が増加することを示した論文[9]もありましたが，1970〜1980年代の血液培養結果（1セットあたり10〜30 mLの血液を採取）と1996〜1997年の血液培養結果（1セットあたり40 mLの血液を採取）を比較したものであり，研究デザインに疑問が残ります．血液培養の方法（マニュアルで行うブイヨンベースの培地を使ったシステムと自動血液培養装置）も異なっていました．

以上よりボトル1本あたりの血液量として10 mLが最も優れているかは不明ですが，1本あたり5 mL採取とした場合より10 mL採取した方が検出率は高いと考えられます．

✓ Step4：患者への適用

論文のPECOは，自分の臨床的疑問に合致しています．すべての群で患者背景が一致していることも信頼性が高いと思われました．ボトル1本当たりに分配される血液量が少ないため，検出率が実臨床より低い可能性がありますが，グラム陰性桿菌の検出率において，レジン吸着剤入りボトルが優っている点は重要です．グラム陰性桿菌菌血症の死亡率は12〜38.4％と高く[10,11]，菌血症を適切に検出することは患者の予後に直結する可能性があるからです．

レジン吸着剤入りボトル使用のデメリットもなく，納入価も変わらないので，このままレジン吸着剤入りボトルを用いて血液培養を行うことに問題はないと思われました．

✓ Step5：振り返り

日常の感染症診療には，感染臓器・原因微生物を考えて抗菌薬を選択し，適切な治療効果判定を行うことが必要ですが，細菌検査室の技師さんの一言から，「原因微生物の同定」に影響を与えるさまざまな要素があることに気づきました（図2）．

今回は血液培養ボトルの種類により微生物の検出率が変わるかという臨床的疑問をもち文献を検索しました．読む機会が多いメタアナリシスやRCTとは論文の構成が異なるため，批判的吟味や結果の評価の方法に戸惑いを覚えましたが，普段行っている評価方法を応用し，論文を読みました．

今後も，現在行っているプラクティスが患者さんのアウトカムを最も良くするものなのか，どんな科学的根拠があるのかを調べながら臨床に取り組んでいきたいと思います．

指導医ノグチの頭のなか

今回の論文は定型的なRCTではないので，自分の臨床的疑問を解決するために，自分で研究をするとすればどんな研究デザインになるかを考えて[12]，それと論文を比べてみたい．

1）CQと概念モデル

研究を始めるには，まず臨床的疑問 clinical question（CQ）が必要である．自分のCQは自

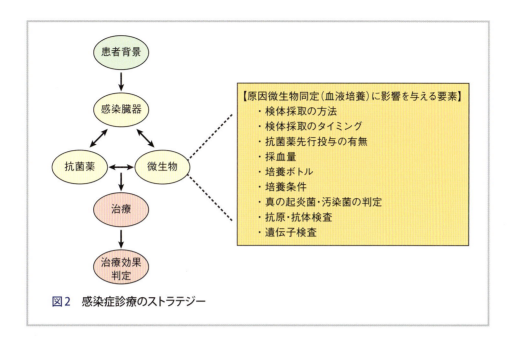

図2 感染症診療のストラテジー

分のPECOで表わされる．今回のPECOを再度示す．

P：菌血症を疑う患者に対し
E：血液培養検査をレジン吸着ボトルで行った場合と
C：レジン非含有ボトルで行った場合を比較すると
O：菌血症の検出率が上がるか？

　血液培養陽性までの時間は，血培ボトルのメーカーや現場の検査技師にとっては切実かもしれないが，臨床医にとってはあまり切実ではないので疑問の対象にしていない．

　PECOで表現すると普段曖昧に考えている疑問よりは具体的になるが，研究計画をつくるためにはもうひと手間かけてさらに具体化する必要がある．臨床研究を実行できるようにCQを具体的かつ明確で実施可能な形に構造化したものがresearch question（RQ）である．

　研究は，ある要因が，結果アウトカムとどれくらいかかわっているかを明らかにするために行う．自分が知りたい要因とアウトカムはPECOのEとOで表されているが，これらの関係性を考察するには概念モデルをつくるとよい．そのためには，まずCQについて今までにわかっていること，CQに関連する背景を調べる．

　レジン吸着剤入りボトルで，血液培養の陽性率が上がるとする理論的根拠の1つは，レジンが血液中に含まれる先行投与された抗菌薬を吸着することであるが，もう1つは，ボトル内で細菌の発育に抑制的に働く血液に含まれる補体成分を吸着することである[13]．いずれにしても血液中に存在する細菌の発育阻害因子をレジンが吸着除去することが理論的根拠となっているようである．

　概念モデル作成は自分の知りたいEとOとそれに関係する因子を洗い出し，どんな因子を測定するか決定するために非常に重要な段階である．

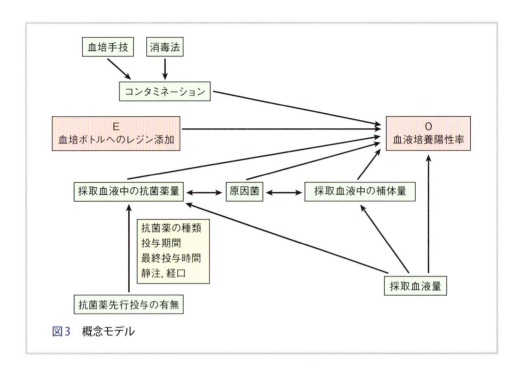

図3　概念モデル

今回の疑問のEとOに対しては，採取血液中の抗菌薬量（先行投与がある場合）と補体量，ひいては採取血液量が大きな影響を与える因子となっていると考えられる（図3：概念モデル）．

2） 概念モデルの構成要素を変数に変換する

次のステップでは，概念モデルを構成する概念を客観的で測定可能な変数に変換して，変数を測定する方法の信頼性と妥当性を検討する．概念をどんな変数で代表させるかは，臨床研究での工夫のしどころで，測定可能でかつ実施可能な変数として考える必要がある．

概念モデルそのままの理想的な研究計画は現実にはさまざまな制約があり難しいかもしれない．今回のCQに関連する概念はどれも具体的に変数として測定可能と思われるが，欲張って測定できるデータをすべて集めようとすると研究の実施にかかる手間が多くなりすぎて，実施段階で研究計画からの逸脱やデータ欠損が多くなるかもしれない．つまり実施可能性が低くなる．自分が最も知りたい疑問に関連する変数に制限することも考えなければならない．

3） 内的妥当性の考察

今回のCQに関して，採取血液量は，Oである血培陽性率に直接関連するだけでなく，採取血液中の補体量や抗菌薬量を介しても影響することが推測される．そのため，採取血液量の多寡と陽性率が直線的な関係とは限らず少量と多量で陽性率に対する効果が異なる可能性も予想される．採取血液量は，外的妥当性だけでなく，内的妥当性にも関連する重要な因子と考えられる．

今回の論文[6]では，採取血液量4 mL以下は解析から除外されているが，これを除外せずに解析するとこれらの疑問に少しは答えられた可能性はある．

その他のこの論文[6]の内的妥当性の評価については，脱落の扱いが一番大事であろう．本来の研究計画では，同一患者からの採取血液をレジン（＋）ボトル群2本とレジン（－）ボトル

群2本に分注する．血液量が4 mL以下だったボトルが含まれるセットを除外する際に，レジン（＋）群とレジン（－）群両方の4本全部を除外せずに，レジン（＋）群のみ，レジン（－）群のみ除外する状況が起こるとどちらか片方の群にしか配分されない患者ができてしまい，バイアスの原因になる．きちんと4本がセットで除外されているか，この点の確認を十分行う必要がある．また，研究資金がメーカーから提供されているので，測定や結果の解釈に際して，親の欲目によるバイアスが入りやすい．マスキングはぜひ欲しいところである．

　ここまでをまとめて，吟味した論文[6]の内的妥当性はそこそこ担保されているので，レジン吸着剤入りボトルで血培陽性率があがるという結果は信用してよいと思われる．レジン吸着剤入りボトルでの最適な採取血液量がどれくらいか（10 mLがよいのか）というCQは新たにリセットされた結果となった．

文　献

1) 「レジデントのための感染症診療マニュアル 第2版」（青木 眞/著），医学書院，2008
   ▶ 第3版（2015年発行）が出ている．
2) Doern GV：Blood cultures for the detection of bacteremia. UpToDate®, 2018
3) 「Mandell, Douglas, and Bennett's principles and practice of infectious diseases, 8th ed」（Bennett JE, et al），Saunders, 2015
4) Kirn TJ, et al：Controlled clinical comparison of BacT/alert FA plus and FN plus blood culture media with BacT/alert FA and FN blood culture media. J Clin Microbiol, 52：839-843, 2014
5) Flayhart D, et al：Comparison of BACTEC PLUS blood culture media to BacT/Alert FA blood culture media for detection of bacterial pathogens in samples containing therapeutic levels of antibiotics. J Clin Microbiol, 45：816-821, 2007
6) Lee DH, et al：Clinical evaluation of BacT/Alert FA plus and FN plus bottles compared with standard bottles. J Clin Microbiol, 51：4150-4155, 2013
7) はじめてシート：http://spell.umin.jp
8) Mermel LA & Maki DG：Detection of bacteremia in adults: consequences of culturing an inadequate volume of blood. Ann Intern Med, 119：270-272, 1993
9) Cockerill FR 3rd, et al：Optimal testing parameters for blood cultures. Clin Infect Dis, 38：1724-1730, 2004
10) Gikas A, et al：Gram-negative bacteremia in non-neutropenic patients: a 3-year review. Infection, 26：155-159, 1998
11) Kang CI, et al：Bloodstream infections caused by antibiotic-resistant gram-negative bacilli: risk factors for mortality and impact of inappropriate initial antimicrobial therapy on outcome. Antimicrob Agents Chemother, 49：760-766, 2005
12) 「臨床研究の道標〈上巻〉第2版」（福原俊一/著），健康医療評価研究機構，2017
13) Palarasah Y, et al：Sodium polyanethole sulfonate as an inhibitor of activation of complement function in blood culture systems. J Clin Microbiol, 48：908-914, 2010

Profile

渡邉剛史（Tsuyoshi Watanabe）
中部ろうさい病院 リウマチ膠原病科

野口善令（Yoshinori Noguchi）
名古屋第二赤十字病院 総合内科

最終回

「伝える力」で変化を起こす！
ヘルスコミュニケーション

医師 × 医療ジャーナリストが考える臨床でのコツ

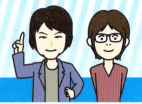

この連載では
臨床の現場でぶつかるさまざまな壁．「患者さんに説明したはずなのに覚えてくれていない…」「『わかりました』と言ってくれたのに協力してもらえない」などの医師-患者関係にかかわるものから，地域住民向けの健康講演会まで，実はこうした日々の問題は，「伝え方」にほんのちょっと気をつけるだけで解決する場合があるのです．臨床現場で日々課題に向き合う医師と，コミュニケーションの最前線で働くジャーナリストが，現場で役立つ「ヘルスコミュニケーション」について考えます．

第8回
検査を怖がっている患者さんがいる，どうする？

市川　衛，柴田綾子

【ある日曜日の昼・・・】

（柴田）はあー，ついにこの連載も，最終回ですね….

（市川）そうですね，こうやってお話するのも最後と思うと，ちょっと寂しいですね．最近は，何か困ったことはありましたか？

そうですね，うーん….あ，そういえば，小児の患者さんなんですが，MRIを撮ろうと思ったら，「狭いところに入るのが怖い，音がうるさい」と泣き出してしまって．検査ができなくて困りました．

ああ，それですね．私も現場の医療者さんからそういうお悩みを聞いたことがあります．どう対応されていますか？

うーん，MRIの時間を短縮できたり，音が出ないようにできたりすればよいんでしょうけど，今の技術では難しいですしね．子どもにもわかるように頑張って言い聞かせますが，どうしても難しい状況であれば，親御さんに確認したうえで，気持ちが落ち着く薬の使用も検討するかもしれません．

そうですよね．検査機器の問題ですから，機器そのものを改良するか，それができなければ，お薬など別の手段を考える，というのが自然な考えです．
ただ今日ご紹介したいのは，この問題を**全く違う考え方で対策**した取り組みなんです．ちょっと，次の動画を見てみてください．

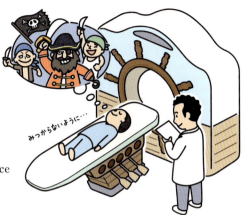

David Kelley※ at TED2012
How to build your creative confidence
（文献1．※IDEO創業者）

 これは何ですか…？ MRIに，海賊船の絵が描いてある？？

 はい，これは米国ペンシルベニア州のUPMCピッツバーグ子ども病院に実在するMRI室の様子です．この病院では，MRIを受ける子どもたちはこのように言われます．

> 「さあみんな，これから海賊船に乗り込む．狭くて凄い音がするけれど，悪者に見つからないように隠れていなければならない．できたら君たちはヒーローだ．できるかな？」

結果は劇的なものでした．この病院では以前，患児のおよそ80％に鎮静薬を使用していましたが，この「コミュニケーション」をとるようになって以降は，その割合はおよそ1割にまで減ったということです[1]．

 なるほどー，確かに「MRIを静かに受けさせる」という目的をストレートに考えると，どうしても機械や薬ということになりますが，こんな風にコミュニケーション1つで対策することもできるんですね．

 はい，実はこの取り組み，MRIの機器を開発している技術者によって行われたものなのですが，その際に「**デザイン・シンキング（デザイン思考）**」という考え方を使うことでこの発想にたどり着きました．
いま日本でも，デザイン・シンキングの考え方をもとに医療機器の開発をめざす取り組みが始まるなど，注目されるようになってきています．

ちょっと深掘り！ ミニ知識

1 デザイン・シンキング（デザイン思考）

米国のデザインコンサルティング会社IDEOを中心に発展してきた思考法です．2000年代にさまざまなビジネス書に紹介され，さらに2005年にスタンフォード大学にこの思考法の研究・教育を行う専門機関d.schoolが設立され注目を集めています．
スタンフォードd.schoolで紹介されている方法によれば，デザイン思考は大まかに下記のようなプロセスをたどります[2]．

◆ デザイン思考のプロセス（一例）
1) Empathize（理解と共感）：サービスを受けるユーザーを設定し，理解する
2) Define（問題定義）　　　：ユーザーの視点で，具体的なニーズを設定する
3) Ideate（アイデアを出す）：対策につながるアイデアを自由に・たくさん出す
4) Prototype（試作する）　：選んだアイデアをもとに，簡単な試作品をつくる
5) Test（テストする）　　　：試作品をユーザーに利用してもらい，意見を聞く

2 Biodesign（バイオデザイン）

スタンフォード大学が2001年に立ち上げた教育プログラムです．デザイン・シンキングの手法をもとに，医療機器の開発手法やそのための考え方を，実践的に学ぶ場を提供することを目的にしています[3]．これまで40社の起業や400件以上の特許出願につながり，50万人を超える患者がバイオデザインを通じて創出された医療機器の恩恵を受けているとされています[4]．

2015年には，スタンフォード大学と大阪大学・東京大学・東北大学がパートナーシップを締結し，日本発の革新的な医療機器の開発をめざす「ジャパン・バイオデザイン・プログラム」が発足しています[5]．

もし興味をもっていただけたら，ぜひ文献2などを読んでみてください．
私が個人的に，日本の医療現場にも参考になる考えだと思っているのは，「**ユーザー目線に問いを変える**」という発想です．

「問いを変える」？　どういうことですか？

先ほどのMRIの例でいうと，「検査ができない／遅れる状況をどうすれば変えられるか？」という問いは，医療者側から見たものですよね．この問いへの回答を考えた場合，出てくるものは機器の改良や薬の使用など，いわば「一方的」なもの（ユーザー側の事情や感情を考えないもの）になりがちです．
でももし，自分が検査を受ける子ども本人だとして，検査を受けるときの状況を想像してみたらどうでしょうか？
本質的に問題なのは，「激しい音」や「閉鎖環境」そのものではなく，そもそも**病院という異質空間にいる「体験」から生まれてくる恐怖や不安の「感情」**だということがわかります．その点に着目した場合，問いは「どうすれば私たちは，子どもたちの恐怖を生み出す『体験』を変えることができるのか？」というものに変わります．先ほどのケースでは，問いをこのように変えてアイデアを考えていった結果，「海賊船」に行き着いたわけです．

なるほどですね…．確かに，デザイン・シンキングみたいな考え方を臨床現場にすぐにとり入れるのは難しそうって思っちゃいそうですが，「ユーザー目線で問いを立てる」というのは今すぐにでもできそうですよね．

まさに，そうですね．画期的な新薬や新技術を開発するのは，もちろん大事なことですが数十年ともいわれる開発期間と莫大な資金を必要とすることもあります．
でも，コミュニケーションの工夫は，**今すぐにできます．そしてお金も，それほどはかかりません**．MRIを海賊船に塗り替えるのに必要な期間や金銭的なコストは，新しいMRIを開発するのに比べた場合，はるかに低いでしょう．

そしてときに，薬や手術でも改善できなかった問題への対策に，大きな効果を発揮する場合もあります．

ちょっと深掘り！ミニ知識

3 パブリック・コミュニケーションで腰痛関連の医療費が減少した

3カ月以上痛みが続く，いわゆる「慢性腰痛」は手術や薬物療法の効果が出にくいことが指摘されています[6]．オーストラリアでは1997年に，公衆向けのパブリック・コミュニケーションによって対策する取り組みが行われました．

ヴィクトリア州のテレビ局と協力し，腰痛に対する適切な知識を啓発するCMをゴールデンタイムに放送．細かい情報ではなく，一般市民がもつ「腰痛に対する『恐怖・不安』を軽減することを目的に，タレントや医療者が「病院で検査・治療することよりも，積極的に活動することの方が痛みの改善につながる」というメッセージを伝える戦略をとりました．

CMが放送されたヴィクトリア州の住民に対して，放送の前後で腰痛に対する意識や医療費にどんな変化があったか調べた[7]ところ，CMが放送されなかったニューサウスウェールズ州の住民と比べ，腰痛に対する恐怖回避思考が有意に改善し，また，腰痛関連の医療費（労災保険組合に請求されたもの）がおよそ20％減少しました．

なるほど…．ヘルスケア分野におけるコミュニケーションって，大きな可能性を秘めているのかもしれませんね．

そう思ってもらえたら，超～うれしいです！
臨床の現場は，医療者側は多くの専門知識をもっている一方，ユーザーである患者・市民側は情報をほとんどもっていないという，「情報の非対称性」が強く働きがちで，そもそもコミュニケーションが成立しにくい環境が存在しているといえるかもしれません．そのなかで真摯に活動されている皆様に，少しでもこの連載がお役に立てたらと思います．

今までの自分は治療法や診断法について勉強してきましたが，「どうやって患者さんに伝えるか」や「同じ現場で働く医療者とどのようにやりとりするか」については，学んでこなかったように思います．こういう風に見渡してみると，医学書のほかにも学ぶことがたくさんあるんだなぁと思いました．この連載を行うにあたり，「**伝え方**」**も医療の一部になっている**のがわかりました．明日からもっと，伝え方を意識して診療していきたいと思います．

まとめ ──明日から使えるヘルスコミュニケーション──

1 従来とは違う思考法で製品の開発を行う「デザイン・シンキング」が医療分野でも注目されている
2 ポイントは「ユーザー（患者・市民）側の目線で問いを立てる」こと
3 コミュニケーションは，薬や手術で解決できない課題を改善する可能性を秘めている

文　献

1) Kelley D：How to build your creative confidence. TED2012
   https://www.ted.com/talks/david_kelley_how_to_build_your_creative_confidence （2018年9月閲覧）
2) 「デザイン思考が世界を変える イノベーションを導く新しい考え方」（ティム・ブラウン／著, 千葉敏生／訳），早川書房，2014
3) 「Biodesign：The Process of Innovating Medical Technologies, 2nd ed.」（Yock PG, et al），Cambridge University Press, 2015
4) 大下淳一：バイオデザインとは．日経デジタルヘルス 2018年6月20日
   https://tech.nikkeibp.co.jp/dm/atcl/word/15/327920/061900061/?ST=health （2018年9月閲覧）
5) ジャパンバイオデザイン協会：http://www.jamti.or.jp/
6) 「腰痛診療ガイドライン2012 文献アブストラクトCD-ROM付」（日本整形外科学会，日本腰痛学会／監，日本整形外科学会診療ガイドライン委員会，腰痛診療ガイドライン策定委員会／編），南江堂，2012
7) Buchbinder R, et al：2001 Volvo Award Winner in Clinical Studies：Effects of a media campaign on back pain beliefs and its potential influence on management of low back pain in general practice. Spine (Phila Pa 1976)，26：2535-2542, 2001

市川　衛（Mamoru Ichikawa）

NHK制作局チーフ・ディレクター（科学・環境番組部）
東京大学医学部健康科学・看護学科卒業．NHKスペシャルなどの制作のほか，医療ジャーナリストとしてYahoo！ ニュース個人など執筆を行う．東京大学・京都大学などでヘルスコミュニケーションについて講義活動を行っている．

非専門家が現場の先生方向けにコミュニケーションを語るという，冷や汗ものの企画でしたが，お付き合いいただき本当にありがとうございました．非専門家だからこその普通とは違う切り口や視点を盛り込むよう心がけたつもりです．ほんの1 mmでも読者の先生方の気づきにつながり，日々の取り組みのお役に立てればと願っています．「コミュニケーションは，手術や薬と，もしかすると同じくらいに，誰かを幸せにする力をもっているかもしれない」

柴田綾子（Ayako Shibata） **Profile**

淀川キリスト教病院 産婦人科
共著「女性の救急外来 ただいま診断中！」（中外医学社, 2017）

ヘルスコミュニケーションの連載，いかがでしたか？ 医療は「サイエンスとアート」と言われますが，ヘルスコミュニケーションは医療のアート（芸術）の部分です．アートの習得は難しいですが，私は「守・破・離」のイメージが役に立つと考えています．今回の連載がアートの「型」を創ることにお役に立てば幸甚です．皆さんのご意見・ご感想・連載のリクエストを教えていただけたら嬉しいです．ご支援ありがとうございました．

＊守破離：型を守ることで学び，既存の型を破り，最後は型から離れて自分自身の技とすること．千利休の訓を引用したものと言われている．

■連載バックナンバー

第1回	患者さんに説明したのに覚えていない，どうする？	（2017年10月号）
第2回	患者さん向けパンフレットが書けない，どうする？	（2017年12月号）
第3回	患者さんが治療に協力してくれない！ 〜ICはもう古い？	（2018年2月号）
第4回	患者さんが指導を聞いてくれない，どうする？	（2018年4月号）
第5回	看護師さんと上手くいかない，どうする？	（2018年6月号）
第6回	医療のリスクや"悪い知らせ"をどう伝えるか？	（2018年8月号）
第7回	診療後に「何となく気に入らない」と言われた，どうする？	（2018年10月号）
第8回	検査を怖がっている患者さんがいる，どうする？	（本号）

連載ホームページはこちら

第23回 在宅医療で心臓フィジカル所見を活かす！

平田一仁

はじめに

　在宅医療の現場において心臓フィジカル所見は，コストをかけず，場所を選ばず，くり返し評価可能であり，習熟すれば在宅ベッドサイドでの患者評価に非常に有用です．今回はJVP（jugular venous pulse：頸静脈波）と心音の評価を中心に解説します．

頸静脈波（JVP）による，脱水または心不全評価

　在宅診療において患者さんのfluid statusを評価することは，非常に重要です．心不全は生命予後に直結しますし，脱水も，認知機能を含む各臓器の機能低下につながります．その評価法として，JVPは非常に有用です[1〜4]．

1） JVPはなぜマノメーターとして使用できるのか？

　右内頸静脈は，解剖学的には右心房から直線的に水柱（column）を形成し，さらに拡張期の三尖弁開放時には右室までが一直線になるため，① 右心房圧の推定，② 波形成分を評価し，疾患を推測するのに非常に有用です[1〜4]（図1）．

　頸部で視認できる拍動には，JVPのみならず頸動脈拍動があります．特にやせた高齢の患者では，頸動脈が容易に視認できます．まず見えている拍動が静脈か動脈かを判断する必要があります．見える位置，体位変化，立ち上がりが速いか，下がりが速いかなどで区別は通常容易（表1）です[4]．高齢者は鎖骨の直上，胸鎖乳突筋の外側にも動脈（鎖骨下動脈）拍動が視認できることがあり注意を要しますが，慣れれば区別は容易です．ペンライトを，拍動に対して接線方向に入射し，影をつけて評価するとJVPが見えやすくなります（図2：ちなみにペンライトは正面から当てるとかえって見にくくなります）．頭部を左に向かせると評価がしやすいですが，あまりに向きすぎると，胸鎖乳突筋が緊張しかえって見にくくなります[5]．

2） JVPはどのような体位で評価すればいいのか？

　圧の評価をするには，どの点を基準にするかのreference点（ゼロ点）を設定し，その点からの，呼気時における頸静脈拍動点の頂点（top）を水柱cmH$_2$Oで評価します．ゼロ点として通常使用されるのは次の2点です[1]．

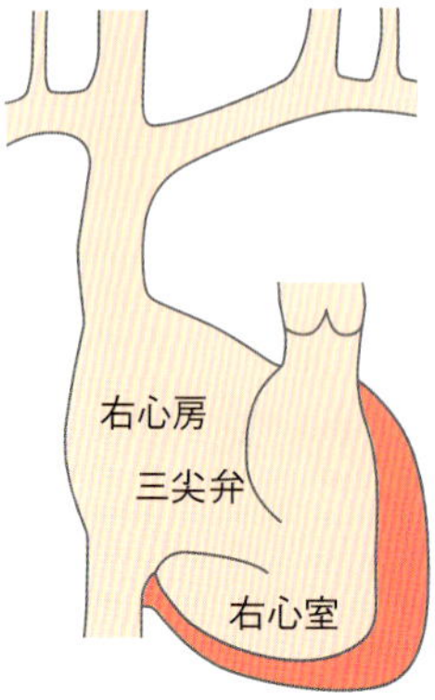

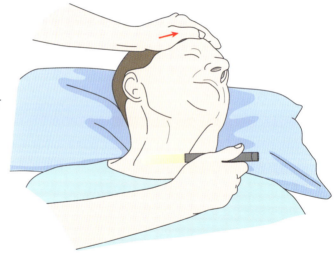

表1　頸静脈と頸動脈はどう区別するか？

頸静脈（JVP）	頸動脈（Carotid）
しばしば二相性	一相性
descentが速い	upstrokeが速い
呼吸変動あり	呼吸変動なし（通常）
体位での変動あり	体位での変動なし
通常触れない	容易に触れる
鎖骨上を圧するとcollapse	変化なし
胸鎖乳突筋のやや外側下部	胸鎖乳突筋の内側上部

拍動を視認できた場合，それが頸静脈波（JVP）か，頸動脈なのかを区別する．

図1　頸静脈波（JVP）

JVPで何が評価できるか？　内頸静脈と右心房は直線的水柱（column）になるので右心系の圧（volume）が評価できる．また波形の成分を分析すれば，疾患・病態を特定できることがある（後述）．
（文献4を参考に作成）

図2　JVPの評価のしかた

頭部をやや左側に向け，頸静脈に接線方向にペンライトの光を照射し，影を作ると評価しやすい．正面から当てるとわかりにくくなる．
（文献5を参考に作成）

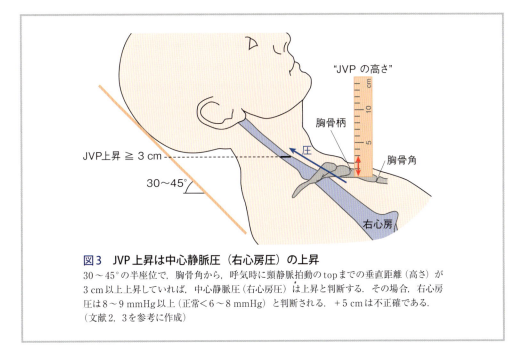

図3　JVP 上昇は中心静脈圧（右心房圧）の上昇
30～45°の半座位で，胸骨角から，呼気時に頸静脈拍動のtopまでの垂直距離（高さ）が3 cm 以上上昇していれば，中心静脈圧（右心房圧）は上昇と判断する．その場合，右心房圧は8～9 mmHg以上（正常＜6～8 mmHg）と判断される．＋5 cmは不正確である．
（文献2, 3を参考に作成）

① phlebostatic point（静脈静止点）：第4肋間から体軸に垂直に下ろした線が，胸郭の中央と交わる点であり，ICUや心カテ室でのゼロ点として使用されます．どの体位でも使用できますが，外来や在宅のベッドサイドで使用するには，煩雑です．

② 胸骨角（angle of Lois：胸骨角，ルイ角）：胸骨角からの，垂直距離で評価します（図3）[1〜5]．以前は拍動点の頂点（top）が見える体位なら，どの体位で評価してもよく，それに5 cmをプラスして，中心静脈圧（右心房圧）とすればよいとされていました（ちなみに2018年3月にリリースされた日本循環器学会ガイドライン[6]にもそう記載されています）．例えば，胸骨角からtopまでが3 cmであれば，3 cm＋5 cm＝8 cmと記載していました．しかし近年，右心房から胸骨角の高さまでは体位や体格で変わるため，5 cmを加えて絶対値で表すことは過度の単純化と考えられるため，あまり意味がないと思われます[7]．一般的に30～45°の半座位で，胸骨角から3 cm以上あれば上昇と判断します（図3：水銀柱で8～9 mmHg以上に相当）[1〜3]．重要なのはいつも同じ体位でその患者さんなりの正常を把握しておき経時的に変化を追っていくことです．

3）JVP評価はどの程度正確か？

JVPの高さ3 cmを上昇と定義した場合，実際に測定した右房圧上昇（＞8 mmHg）に対する陽性尤度比は8.9，陰性尤度比は0.3と，非常に有用であることがわかります[1, 8]．またJVPは右心房圧の評価ではありますが，75％の症例では間接的に左心房圧の上昇を伴うため，左心不全の評価にも有用です．ちなみに残る25％は左心房圧が上昇してもJVPが上昇しません（discordantと表現されます）[9]．

4）hepato-jugular refluxの意味は？

　腹部の中央を10秒圧迫し（必ずしも右上腹部の必要はありません…そのため今ではabdomino-jugular refluxまたはabdomino-jugular testなどと呼ばれます）JVPのtopを観察すると，正常ではJVPは上昇しないか，1～2拍ですぐもとに戻りますが，圧迫している間ずっとJVPが胸骨角から4cm以上，上昇し続けていれば陽性と判断されます．hepoto-jugular refluxが陽性の場合，右心不全が示唆されます．こつとしては痛がらせないこと，声門を閉じてValsalva手技にならないことが重要です．見えている拍動が，JVPなのかどうか自信がないときにも，この手技で上昇するかどうかでそれがJVPか否かを評価できます[1, 4]．

5）波形による，疾患の推測

　JVPには2つの陽性波，2つの陰性波（谷と表現される）があり（図4），a波は心房収縮（atriumのaと憶える），x谷は心房弛緩と引き続く右室収縮による三尖弁輪の下方運動によるものです（c波は視診であまり見えず無視してよい）．心室収縮期の後期には全身からのvenous returnのため右心房圧が上昇しv波が生じます．そして三尖弁の開放に伴い右心房圧は下がりy谷を生じます．各種病態時の意義は表2に記載された通りです[1～5]．a波はⅠ音と同時に（実際は正確にはⅠ音のやや前に）上昇し，v波はⅡ音とほぼ同時に上昇します（図4）．ベッドサイドでは聴診しつつ，どの陽性波が見えているのかを評価することが重要です（頸動脈の立ち上がりとのタイミングで評価する方法もあります）．正常ではa波がv波より高く，心不全を伴えば，全体的に上昇します（圧の評価は前述の通りです）．二次性肺高血圧を伴えば，a波はさらに上昇し，さらに三尖弁逆流を生じるようになるとv波が高くなります．在宅の高齢者では心房細動合併が多いと思われますが，このような場合は心房収縮波であるa波はなくなるので，見える波はv波とy谷ということが多いと思います．陽性の波が目立つのでなく，上昇しっぱなしのJVPが短く下がる場合は（y谷），収縮性心外膜炎を考えます（Friedrich徴候）．その場合，吸気時にJVPは奇異性に上昇しKussmaul徴候と呼ばれます．

6）脱水を評価するには？

　在宅の現場では，心不全の評価と同時に脱水の評価も重要です．実はJVPのゼロ点となる胸骨角は，右心房から数cm以上の距離があるため，低い場合の評価にはやや弱いですが，臥位でJVPがほとんど見えないような場合には，かなりの脱水と考えられます．脱水の評価には，眼球の陥没，皮膚ツルゴールの低下，口腔粘膜の乾燥，腋下の乾燥などの所見が役に立ちます．舌の裂溝を認めず，皮膚のツルゴールが正常なら，脱水の可能性は低いと考えられます．皮膚ツルゴールは鎖骨の尾側の皮膚を検者の親指と人差し指で3秒以上つまんだ後のテント状の盛り上がりが，3秒以上もとに戻らなければツルゴール低下と判断します．もちろんバイタルサイン（体位性の血圧，脈拍の変動評価を含む）が重要であることは論を待ちません[1]．

★ 心音・心雑音の評価

　高齢者では，諸種の弁膜疾患を合併することが多く，在宅診療の現場でもさまざまな心雑音を聴取する機会がよくあるのではないでしょうか．すでに弁膜症の診断がされている場合も多いと

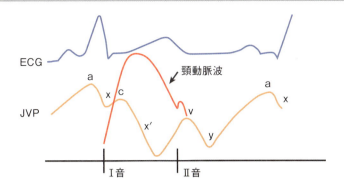

1. 頸動脈の立ち上がりにやや先行してあれば，a波（前収縮期），頸動脈の立ち上がりよりやや遅れて上昇すればv波（c波は視診であまり見えない）
2. I音とほぼ同時に上昇があれば（実際は直前）それはa波（I音とII音の間の下降がx谷）
3. II音と同時に上昇しすればv波，II音後に下がる陰性波はy谷

図4　a波とv波の区別の仕方
頸動脈を触れながら，あるいは心音を聴取しながら，JVPを視診し，a波かv波かを判断する．
（文献4を参考に作成）

表2　波形の成分評価による疾患の特定

JVP波形評価の意味	
a波増高	三尖弁狭窄，肺高血圧症（肺塞栓を含む），肺動脈弁狭窄
v波増高	三尖弁閉鎖不全症（Lancisi徴候）
Cannon a	房室ブロック，接合部調律（閉じた三尖弁に右心房収縮が起きるため）
深く速いy谷（dip/plateau）	収縮性心外膜炎（Friedrich徴候）
吸気時のJVP上昇	収縮性心外膜炎他右室負荷（Kussmaul徴候）

思われますが，重篤な疾患が見過ごされていたり，新たに発見されたりすることもありえます．雑音のうち収縮期雑音は50歳以上では50％以上に聴取されるといわれるほど頻度が高いですが，そのなかで最も重要なのは，大動脈弁狭窄症（AS）と僧帽弁閉鎖不全症（MR），特に前者です．

◆収縮期雑音を聴取した場合，それが病的か否かを判断するポイントは

① 全収縮期か駆出性（収縮中期）かの鑑別

駆出性雑音（大動脈弁または左心室流出路）の場合は，I音とII音との間にギャップがある（等容収縮期があるため）のに対し，全収縮期雑音ではI音のすぐ後ろからII音まで（II音の後ろまで）聴取できます．また期外収縮や心房細動など脈の不正がある場合，長いRR間隔の後の収縮で音量が大きくなれば駆出性と判断します[4]．

駆出性収縮期雑音は，ASがなくてもただ弁が固い場合や，貧血，発熱などでもふつうに聴取されますが，その場合一般に音は小さく，持続も短く，雑音のpeakも早いです．**ASでは雑音はより大きく，しかもpeakが遅れる（長く聞こえる）**ことが大きな鑑別点になります[4]．

2音が減弱または消失する場合は，高度のASを意味します．

② 聴取する部位

雑音の位置情報はきわめて重要です．一部の特殊なMRを除いて，MRの雑音が2RSBや頸部で聴取されることはなく，ほぼ心尖部に限局されることが多いです．逆にASの雑音は，心尖部から2RSBまで，「たすき」状に広範囲で聴取され（sash areaといいます），さらに鎖骨の上から右頸部にまで聴取されることも多いのが特徴です．

③ 高調か低調か？

MRのように圧較差があるchamber間の逆流（左心室と左心房）では高調な雑音になり，ASのように1回の収縮でその弁をすべて拍出された血液が通過するような流量が多い場合には，低調の荒々しい雑音となります[4,10]．そのため**一般にASの雑音は低調で荒々しく，MRの雑音は高調**であることが多いです（ただしMRは高度になれば低調の成分が増えます）．逆に心尖部付近までASの雑音が聴こえる場合，高調成分を含み，MR合併との鑑別が難しくなることがあります（Gallavardin現象）．

④ 頸動脈拍動の異常の有無

高齢者で，上記のようなたすき状に荒々しい心雑音があれば，必ず頸動脈を触診してください．高齢者では小脈（脈圧が小さい）にはなりませんが，遅脈（立ち上がりが遅く，peakが遅い，時に振動：shudderingを触知）が確認できれば，まずASの可能性が高まります[4,10]．

⑤ Ⅳ音，Ⅲ音ほか

高齢者の洞調律ではⅣ音（S4）は高頻度に聴取され，必ずしも心不全を意味しませんが，Ⅲ音（S3）を聴取すれば，心不全があるものと考えてよいです．またMRが高度の場合も，拡張期に僧帽弁を流れる血流が増加するため，やや幅があるS3ランブルとして聞こえることがあります[4,10]．またⅡ音の分裂が新しく出現し，左脚，右脚ブロックが診断できることもあります．

⭐ まとめ

以上，病歴，バイタルに加え，JVP，心雑音，頸動脈，皮膚粘膜の評価，などを複合的に組合わせることで，在宅診療の幅は大きく広がるものと考えられます．今ではポータブルのエコーで，IVC評価や，心エコーまで施行している先生方も多いかと思われますが[11]，フィジカル所見の最も重要な点は，コストをかけず，その患者さんなりの標準をしっかり把握しておき，経時的変化から診療に役立つ情報を導き出せるということにあるのではないかと考えます．

Dr. 平田からの一言

　1816年にフランスのLaennecが聴診器を発明し，200年がたった2016年1月にワシントンポストに「聴診器は死んだ」というある高名な循環器科医師のコメントを含む記事が載りました[12]．高度医療機器が発達するなか，フィジカル診断軽視の風潮は強まるばかりですが，これに対し，心ある多くの循環器内科医から反論が出されています[13〜15]．聴診を含む心臓フィジカルは習熟すると非常に有益ですし，ベッドサイドで携帯型エコーが使用されても，やはりその重要度はいささかも変わることはないと思います．

文献

1) Inspection of The Neck Veins.「Evidence-Based Physical Diagnosis, 4th ed.」(Mcgee S), pp301-314, Elsevier, 2018
2) Cook DJ, Simel DL：Does This Patient have abnormal central venous pressure?「The Rational Clinical Examination: Evidence-Based Clinical Diagnosis」(Simel DL & Rennie D, eds), McGraw Hill Medical, 2009
3) McGee SR：Physical examination of venous pressure: a critical review. Am Heart J, 136：10-18, 1998
4)「Bedside Cardiology」(Constant J), Little Brown and Company, 1976
5) Chua Chiaco JM, et al：The jugular venous pressure revisited. Cleve Clin J Med, 80：638-644, 2013
6) 日本循環器学会：日本循環器学会・日本心不全学会合同ガイドライン 急性・慢性心不全診療ガイドライン（2017年改訂版）
　http://www.asas.or.jp/jhfs/pdf/topics20180323.pdf
7) Seth R, et al：How far is the sternal angle from the mid-right atrium? J Gen Intern Med, 17：852-856, 2002
8) Drazner MH, et al：Value of clinician assessment of hemodynamics in advanced heart failure: the ESCAPE trial. Circ Heart Fail, 1：170-177, 2008
9) Drazner MH, et al：Relationship of right- to left-sided ventricular filling pressures in advanced heart failure: insights from the ESCAPE trial. Circ Heart Fail, 6：264-270, 2013
10) 安里浩亮：循環器のフィジカル診断．「身体所見からの臨床診断」（宮城征四郎，徳田安春／編），pp69-132，羊土社，2009
11) Lipton B：Estimation of central venous pressure by ultrasound of the internal jugular vein. Am J Emerg Med, 18：432-434, 2000
12) Bernstein L：Heart doctors are listening for clues to the future of their stethoscopes. Washington Post, Jan 2016
　https://www.washingtonpost.com/national/health-science/heart-doctors-are-listening-for-clues-to-the-future-of-their-stethoscopes/2016/01/02/bd73b000-a98d-11e5-8058-480b572b4aae_story.html
13) Fuster V：The Stethoscope's Prognosis: Very Much Alive and Very Necessary. J Am Coll Cardiol, 67：1118-1119, 2016
14) Edelman ER & Weber BN：Tenuous Tether. N Engl J Med, 373：2199-2201, 2015
15) 高階経和：誕生から200年，聴診器の歩みを見つめる時だ．日本内科学会雑誌，105：861-865，2016

Profile

平田一仁（Kazuhito Hirata）

沖縄県立中部病院 内科部長（循環器内科）
専門：general cardiology，冠動脈・弁膜インターベンション，内科一般，研修医教育
　インターベンションもやりますが，bedside cardiologyのJules Constant先生に師事し，症例カンファレンスを20年以上にわたりコーディネイトした経験から，心臓フィジカル所見に興味をもち，胸部診察トレーニングのシミュレーション教材「Harvey」と自前で作成した教材を使用し，研修医にフィジカル所見，ECGなどを教えています．bedsideからbuild upする循環器診療と，その教育に頑張っております．

優れた臨床研究は，あなたの診療現場から生まれる
総合診療医のための臨床研究実践講座

監修　福原俊一　　企画　片岡裕貴・青木拓也

臨床の現場で「臨床研究」をどう実践するか，実例をもとに解説するシリーズ．研究をやりたいけれど「何から始めればよいかわからない」「上手くいかない」など，不安や悩みをもつ方へ！

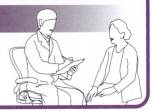

第10回　系統的レビューの解説

辻本　康，片岡裕貴

● はじめに

　系統的レビューと聞くと難しそうな印象があるかもしれませんが，その手法は確立されており，バリエーションも少ないため，初学者が始めるにはうってつけの研究デザインです．著者は系統的レビューを京都大学公衆衛生大学院の講義で学び，Cochraneレビューの執筆などを通じた経験から「病院をフィールドとした系統的レビュー作成ワークショップ：SRWS（https://www.facebook.com/SRworkshop/posts/2344060345820380）」を主催しておりますが，本稿では系統的レビューを行う際のポイントをrandomized controlled trial（RCT）を対象とした介入研究の系統的レビューを想定して解説したいと思います．

1　系統的レビュー作成における重要なポイント

　どんな研究もそうですが，論文を書く際には方法論的に正しいステップを踏んだかどうか読者にわかるように書かなければなりません．2009年に発表されたPreferred Reporting Items for Systematic Reviews and Meta-Analyses（PRISMA）チェックリスト[1]は系統的レビューを書くうえで報告するべきアイテムをリストにしたものです．ジャーナルによっては系統的レビューの筆者はPRISMAチェックリストを提出し，報告されるべきものが論文中に書かれていることを示す必要があります．一方で，系統的レビューの質を評価する際にはAMSTARチェックリスト（https://amstar.ca/Amstar-2.php）が用いられます．これらのすべてのアイテムの解説は割愛させていただきますが，重要と思われる点について順に説明していきたいと思います．

1）プロトコルの事前登録

　PRISMAでは論文中にプロトコル（研究計画書）が存在しアクセス可能かを示すよう求められています．プロトコルを研究開始前に登録することで，筆者の論述に都合のよいような後づけの変更を行っていないことを示し，研究の透明性を担保できます．系統的レビューのプロトコル登録はPROSPERO（https://www.crd.york.ac.uk/PROSPERO/）に行われることが多いですので，皆さんも登録するようにしておいてください．また，研究計画の前にご自身のテーマに

新規性があるかを確認するために，出版済みの系統的レビューだけでなく，PROSPEROも検索しておいた方がよいでしょう．

2) 適格基準

適格基準を記載するうえでは，レビューに組み入れる研究のPICO（participants, interventions, comparisons, outcomes）をspecificに定義してください．例えば，うつ病の患者をPとする場合，何で診断されたうつ病かの記載が必要です．Iのところでは介入の期間はどれくらいなのか，薬剤であれば用法用量を含めて記載するようにしましょう．Oについても，**いつ測るのか，何で測るのか，誰が測るのか**を意識して基準を記載してください．まずは組み入れ予定のRCTで採用されている基準などを参考にしてみましょう．

> **ここがポイント！**
> 一方で，厳格に基準を決めすぎると，組み入れる研究がほとんどなくなってしまう可能性があります．例えば，Pのうつ病の診断については「筆者の定義に従う」といった表現で逃げることも検討しましょう．ただ，「筆者定義に従う」場合は，もしかすると本当に見たいものを定義できていない可能性もあります．そのため，感度解析で厳格にうつ病を定義している研究のみに限定した結果を提示し，著者定義でも厳格な定義でも結果が変わらないことを示すことで，曖昧な定義の弱点を補完してとよいでしょう．

3) 検索式

検索式は検索日も含めてデータベース（MEDLINEなど）ごとに報告してください．再現性があることが重要です．検索式作成の詳細についてはここでは割愛しますが，i) 統制語（MEDLINEであればMeSH）を使用すること，ii) フリーワードを検索すること，iii) 自身が知っているRCTを作成した検索式ですべて拾えているか確認することなどが重要です．検索結果が多すぎると感じた場合は，RCTに限定するフィルターと呼ばれる検索式を加えることで，絞り込むことができます．また，系統的検索式が適切に作成されているかを査読するためのPRESSガイドライン[2]が2016年に発表されましたので参考にされるとよいと思います．

4) 研究の選択

検索式でヒットした文献から，組み入れ基準を満たす文献を選択する過程は2段階あります．最初はタイトルと抄録のみで組み入れられる可能性がないものを除外します．このスクリーニング後に残った文献は全文を集め，組み入れ基準を満たすのか最終ジャッジをします．全文を読んで除外をした場合は，除外した理由を記載することが望ましいです．PRISMAではこれをフローチャートにして提示することが理想的とされています．

> **ここがポイント！**
> Rayyan（https://rayyan.qcri.org）というアプリケーションを使用すれば，初学者でも1時間あたり100件程度のタイトルと抄録を読み，適格基準を満たしていそうかをスクリーニングできるかと思います．操作方法については，SRWSの公開資料にも載せておりますのでご参照ください．また，1時間に100件程度のスクリーニングができないときは，PICOの定義が曖昧なことが原因かもしれません．そのため，筆者がスクリーニングを行う際は，一度にすべての論文をスクリーニングするのではなく，100件程度パイロットでスクリーニングしてみてPICOの定義の見直しを行うようにしています．

5）Risk of bias評価

　適切な検索式を用いて集めた研究は，現時点で適格基準を満たす研究すべてといえるでしょう．次にそれらの研究がどれくらいバイアスを含んでいる可能性がありそうかを評価します．このプロセスでは，現存する研究の質がどれくらいのものかを読者へ示すとともに，もし方法論的に問題がある研究しかないのであれば，それを克服した研究が将来的に望まれることを研究者へ向けて示します．

　Risk of bias評価はCochrane Risk of Bias tool[3]を用いて評価することが一般的です．このtoolでは効果推定値が介入群または比較群の方向に動いてしまう危険（risk of bias）がどれくらい高いかをlow risk of bias，high risk of bias，unclear risk of biasの3つに分けて評価します．評価するドメインは全部で7つあります．間違えやすいドメインとして，割付の隠蔽化と盲検化があります．割付の隠蔽化は，「試験の組み入れ者」が「ランダム化の前」にこれから試験に参加しようとしている患者の割付を知っていることで生じるバイアスです．一方の盲検化は「治療者，患者，アウトカム評価者」が「ランダム化の後」に割付を知っていることで生じるバイアスです．欠測アウトカムによるバイアス評価もワークショップなどで質問が多い評価ドメインです．まずはそもそも欠測の数は点推定値を動かすほど大きい数かを考えてみてください．そうでなければlow risk of biasとしてよいです．ここで重要なのは**点推定値を動かすほど大きいか**というところで，これはアウトカムの発生数に依存します．頻度の高いアウトカムであれば少し欠測しても結果はそこまで変わらなさそうですが，頻度の低いアウトカムであれば少しの欠測でも結果が変わりうる可能性があります．続いて，欠測の数が多い場合，その欠測はランダムに生じたと言えるか（理由が似ているか）を検討しましょう．欠測がランダムに生じたと言えそうであればlow risk of biasとして結構です．

　Risk of bias評価を行うにあたって覚えていただきたい点は，i）できる限りlowまたはhighで答えること，ii）評価に絶対の正解はないこと，iii）アウトカムごとにバイアスを生じる可能性があるかを評価することです．特にiii）については，例えばアウトカムが死亡の場合，評価者が盲検化されていなかったとしても，死亡を死亡と判断しないことは稀であり，high risk of biasとなることはほとんどないと思います．一方，患者の満足度などの主観的なアウトカムである場合，評価者である患者が割付を知っていて，介入の効果を信じていると，介入に有利な評価をするかもしれませんので，high risk of biasになるでしょう．くり返しになりますが，**理想的にバイアスのない研究と比べて，目の前の評価している研究では介入の効果量が介入または比較群のどちらかへ歪みそうか**ということを念頭においてrisk of biasを評価ください．

6）データの統合

　データの抽出が終わった後，盲目的にメタアナリシスをしてはいけません．同じ効果を見ている研究に対して行えば，統合した結果に意味はありますが，そうでなければその結果を見ても何を表しているのかわかりません．まずはそもそも統合してよいのかを考えてみましょう．

　系統的レビューにおいて，同じ効果を見ている研究を異質性が低い，違うものを異質性が高いと呼びます．異質性には概念的異質性と統計学的異質性があり，前者は，例えばリンゴとミカンは同じものかと聞かれたときに，果物というカテゴリーでの研究の場合は同じですので概念的異質性は低いといえます．しかし，柑橘類というカテゴリーで研究したいと考えている場合はそこにリンゴを入れることは問題ですので，概念的異質性が高いと言えます．つまり，この概念的異質

性というものは，皆さんがどのようなカテゴリーで研究したいのか，というものを念頭におき，臨床的価値判断から決めることになります．明らかに異質性が高いものについては，別に統合する，一方だけ統合する，統合しないといった対応を事前にプロトコルで配慮しておきます．例えば，ある薬を子どもに投与した場合と大人に投与した場合は，おそらく異質性があると考えられます．その場合は，子どもの結果と大人の結果をそれぞれ別々に統合するといったようなことを，事前に決めておきましょう．一方の統計学的異質性とは検定をしてでてきた数字から判断する異質性です．よく使われるものとしてはI統計量で，I^2の値に応じて異質性を定量的に判断できます．

7) エビデンスのサマリー

エビデンスは表のようなsummary of findings（SoF）tableを作成し提示します．一般的にはエビデンスの質をGRADE評価[4]で行い，SoF tableへ載せることが多いです．このGRADEでは，RCTをメタアナリシスした値を，5つのドメインで評価し，エビデンスの質を提示します．5つのドメインすべて問題なければ，エビデンスの質はhighとなり，問題があればmoderate, low, very lowと下げていきます．GRADEには絶対の正解がないため，どうしてエビデンスの質を下げたのかを理由とともに明示することが重要です．例えば表のアウトカムの「脳卒中および全身性塞栓」であれば，エビデンスの質はmoderateとなっていますが，1つエビデンスの質を下げた理由としては，不精確さがあげられています．

また，臨床家が解釈しやすいように相対指標（リスク比やオッズ比）だけでなく，絶対指標（リスク差やnumber of needed to treat：NNT）を載せることもポイントの1つです．例えば，表の頭蓋内出血は相対指標リスク比で0.43（95％信頼区間 0.27〜0.69）ですが，リスク差としてはワーファリン群が1,000人中14人生じているのを1,000人中6人に減らすことができ，その95％信頼区間は1,000人中4人から1,000人中9人であることがわかります．つまり，1,000人内服させれば8人頭蓋内出血を減らすことができるかもしれないということです．

表　Summary of findings tableの例

CKD患者の心房細動への直接作用型経口抗凝固薬（DOAC）のワーファリンに対する効果

患者または集団：心房細動をもつCKD患者
セッティング：病院
介入：DOAC
比較：ワーファリン

アウトカム	予想される絶対効果*（95％CI）		相対効果（95％CI）	参加者の数（研究数）	Certainty of the evidence (GRADE)
	リスク[比較]	リスク[介入]			
脳卒中および全身性塞栓症 フォローアップ：範囲 1.8年 to 2.8年	29 per 1,000	**23 per 1,000** (19 to 29)	RR 0.81 (0.65 to 1.00)	12545 (5 RCT)	⊕⊕⊕◯ 中[a]
重大な出血 フォローアップ：範囲 1.8年 to 2.8年	55 per 1,000	**43 per 1,000** (32 to 57)	RR 0.79 (0.59 to 1.04)	12521 (5 RCT)	⊕⊕◯◯ 低[a, b]
頭蓋内出血 フォローアップ：範囲 1.8年 to 2.8年	14 per 1,000	**6 per 1,000** (4 to 9)	RR 0.43 (0.27 to 0.69)	12521 (5 RCT)	⊕⊕⊕◯ 中[a]
総死亡 フォローアップ：範囲 1.8年 to 2.8年	78 per 1,000	**71 per 1,000** (61 to 82)	RR 0.91 (0.78 to 1.05)	9595 (4 RCT)	⊕⊕⊕◯ 中[a]

*介入群のリスク（と95％信頼区間）は比較対照群における想定リスクと介入の相対効果（とその95％CI）に基づいています
CI：信頼区間；RR：リスク比

a. 非精確さのため1グレードダウン
b. 非一貫性のため1グレードダウン
（本表は，参考文献4より抜粋したものを著者が改編した）

2 おわりに

　系統的レビューは現存するエビデンスを集めて，評価して，臨床家へ使いやすい形で提示する，まさにエビデンスに基づく医療を凝縮したような研究手法です．臨床医として病院で働いていると，複雑な研究の手法を使いこなすために勉強したり，データを集めたりする時間をつくることが大変です．系統的レビューの場合はアイデアがよければ，MEDLINEという誰でも使えて非常に大きいデータベースを使用し，best available evidenceを提示することができますので，ぜひチャレンジしていただきたいと思います．また，皆さんがこれからどんな研究をするにせよ論文の背景には「今までにわかっていることと，わかっていないこと」を記述する必要があります．それがまさに系統的レビューです．重要な文献をとりこぼさず把握し，評価し，まとめることで，一体何がわかっておらず，どのような研究が望まれているのかがわかります．論文の背景が書けないことや，研究はしたいけれどデータがないことで悩んでいる方は，ぜひ系統的レビューを勉強してはいかがでしょうか．

文献

1) Liberati A, et al：The PRISMA statement for reporting systematic reviews and meta-analyses of studies that evaluate health care interventions: explanation and elaboration. Ann Intern Med, 151：W65-W94, 2009
2) McGowan J, et al：PRESS Peer Review of Electronic Search Strategies: 2015 Guideline Statement. J Clin Epidemiol, 75：40-46, 2016
3) 「Cochrane Handbook for Systematic Reviews of Interventions Version 5.1.0 [updated March 2011]」（Higgins JP & Green S/eds），The Cochrane Collaboration, 2011
4) Kimachi M, et al：Direct oral anticoagulants versus warfarin for preventing stroke and systemic embolic events among atrial fibrillation patients with chronic kidney disease. Cochrane Database Syst Rev, 11：CD011373, 2017
5) 「診療ガイドラインのためのGRADEシステム 改訂第2版」（相原守夫／著），凸版メディア，2015

辻本　康（Yasushi Tsujimoto） **Profile**

協立病院腎臓透析センター，京都大学大学院医学研究科 社会健康医学系専攻 医療疫学分野
MPH，日本透析医学会専門医，日本腎臓学会専門医
系統的レビュー班として透析学会と腎臓学会の診療ガイドライン作成に参画．腎臓透析分野の観察研究や，出版バイアスに関する研究が最近のテーマです．臨床，研究，そして家族の幸せを並立するために日々奮闘中．

片岡裕貴（Yuki Kataoka） **Profile**

兵庫県立尼崎総合医療センター 呼吸器内科・臨床研究推進ユニット
MPH，日本内科学会総合内科専門医，米国内科学会（ACP）会員，日本呼吸器学会専門医
「誰でもできる臨床研究」を合い言葉に市中病院で働く医療従事者が臨床研究を実践できるようになるための各種ワークショップを開催中．
https://www.facebook.com/SRworkshop

青木拓也（Takuya Aoki）

京都大学大学院医学研究科 社会健康医学系専攻 医療疫学分野
医療政策学修士（MMA）
日本プライマリ・ケア連合学会認定 家庭医療専門医・指導医
臨床疫学認定専門家
日本のプライマリ・ケアの質向上と学術的発展を自身のライフワークと考えています．主な研究テーマは「プライマリ・ケアの質」「Patient Experience（PX）」「マルチモビディティ」．
研究活動 http://researchmap.jp/takuya-aoki/

福原俊一（Shunichi Fukuhara） **Profile**

京都大学 教授，福島県立医科大学 副学長
米国内科学会（ACP）専門医，ACP最高会員（MACP），ACP日本支部 Vice Governor
日本臨床疫学会 代表理事，日本プライマリケア連合学会 理事
自らが主宰する京大の講座や「研究デザイン塾」から教授8名を輩出．英文原著論文400編以上．
著書「臨床研究の道標 – 7つのステップで学ぶ研究デザイン 第2版 上・下巻」はベストセラー・ロングセラーとなっている．
福原俊一オフィシャルサイト https://www.shunichi.fukuhara.pro/

第9回 総合診療外来に役立つ3つのTips
〜ワンステップ上をめざす診断推論スキル

柳田育孝, 鋪野紀好（千葉大学医学部附属病院 総合診療専門研修プログラム）

　総合診療外来では，多種多様な愁訴に対して適切な疾患を想起し，短い時間で鑑別を行うスキルが求められます．千葉大学医学部附属病院総合診療科では，ほとんどの外来疾患は病歴で診断できるという立場から，特に医療面接に重点をおいた診療を行っています．医療面接では，患者さんから得られる病歴を可視化し，その状況から病態生理を考える思考プロセスのトレーニングをしています．今回は当科外来で実践している診療のTipsを紹介したいと思います．

Tips 1：問診から患者の日常生活を映像化（イメージ）する

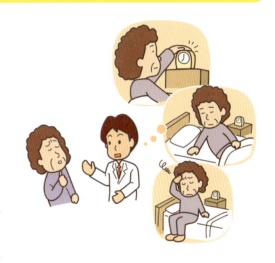

　患者さんが何をしているときにどのように症状が出現し，どのようなことで増悪寛解するのかなど，**頭の中で鮮明に映像化（イメージ）できるように**問診を行います．例えると，自分で患者再現VTRを作成できるように病歴を聴取します．コツとしては，自分を患者さんの立場に置き換えて追体験するイメージで病歴聴取を行います．こうすることで，価値の高い臨床情報を得ることができ，また不足している臨床情報に気づくことができます．

　特に，**症状が出現したときの様子やその際の対処行動**においては，詳細な問診をすることにより診断の一助となる場合があります．例えば，めまいの患者さんでは，朝目を覚ましたときからなのか，日中歩いているときなのかなど症状を自覚する場面をまず想起し，その状況に応じて，起床時であれば開眼時なのか，ベッドから立ち上がったときなのか，さらに体や頭を回旋させたときなのか，どちらの手を使って起き上がるのか，手は使わないのかなどを確認します．また，めまいを自覚したため座位から臥位の状態に戻り様子をみたのか，あるいは座位の状態で症状の改善を待ち，その後通常通りの生活をはじめたかなど，症状出現後の行動を確認します．問診を進めつつ，疾患を想起し，疾患特異性を確認していきます．

表 日常診療で手がかりとなる患者受療行動の例（behavior-based medical diagnosis）

受療行動	示唆する臨床情報
受診回数の増加	症状の悪化
予約外・時間外の受診	症状の悪化
受療閾値が高い患者の受診（病院嫌い・我慢強い方の受診）	重症疾患の可能性
普段と異なる受診様式（付添がある・車椅子使用など）	重症疾患の可能性
言行の不一致（症状は訴えないが受診するなど）	行動に注目して精査を検討
軽症にもかかわらず受診	生命にかかわる疾患
数カ所の医療機関を同じ症状で受診	心因性の可能性
受診の目的が検査	心因性の可能性

Tips 2：患者受療行動を診断に結びつける

患者受療行動とは，患者さんがその病院を受診した経緯のことです．患者受療行動を探ることは，診断推論を行ううえでも有用な手がかりとなり，特に日常診療で手がかりとなる患者受療行動をbehavior-based medical diagnosisと呼んでいます（表）．例を挙げて考えてみましょう．

〈例〉『38歳男性．2日前に後頸部痛が出現．症状は自然に軽快したが，本日受診した．』
「症状が軽快しているのに，なんで受診したんだろう？」と感じると思います．このように患者受療行動に違和感を感じるときこそ注意が必要です．受療に疑問を感じるとき，例えば患者さん自身では言語化できない症状があることが考えられます．それを把握する方略の1つが患者受療行動なのです．実は，この事例はくも膜下出血の診断となったケースで，表の"軽症にもかかわらず受診"に該当します．

また，患者受療行動を探ることは，診断推論に活用する以外にも，患者さんのニーズを早い段階で把握し，患者さんの志向を加味したマネジメントにつながり，患者満足度向上にも寄与します．

Tips 3：器質疾患と心因疾患を見抜く

心因疾患はしばしば器質疾患の除外診断として判断されることがありますが，心因疾患の特徴を見極め，除外診断ではなく積極的に疑い問診していきます．

心因疾患を見分ける一助となるスコアリングとして**A-MUPS**があります[1]．① 鎮静薬の無効，② 精神疾患の既往，③ 寛解俗悪因子が不明確，④ 絶え間ない持続，⑤ ストレスの5項目で評価します．項目が多いほど身体症状症の可能性が高く，2項目以上で感度92％，特異度85％との報告があります[1]．

胸痛や腹痛などの主訴で受診した方での問診の際にも，いわゆるred flag signが認められず，寛解増悪因子がはっきりしないときには，上記A-MUPSのスコアリングの項目を追加で聴取します．疼痛の程度が軽いにもかかわらず，訴えが強く，日常生活の制限が顕著である場合には

心理社会的側面に重点をおいた問診を追加します．例えば，10代であれば学校生活について，40代であれば義理の親や家族との関係性や介護の状況について確認し，ストレスや日常生活への影響を把握します．過度なストレス下では不安や抑うつを誘発し，それらの要素を認める際には軽度な症状であっても自覚症状に過敏になり訴えが強くなることがあります．

最後に

外来では短い時間で診断し治療方針を決めなければなりません．患者さんの情報を的確に聴取し，心理社会的側面まで評価することで患者さんの問題点を抽出することも重要です．内科的疾患に留まらず，心理社会的問題点にも配慮し，解決の指針を提示することで，患者満足度の向上にもつながります．今回の外来診療のTipsを参考にしていただき，皆様方の日常診療の一助になれば幸いです．

文　献

1) Suzuki S, et al：A-MUPS score to differentiate patients with somatic symptom disorder from those with medical disease for complaints of non-acute pain. J Pain Res, 10：1411-1423, 2017

Profile

柳田育孝（Yasutaka Yanagita）
千葉大学医学部附属病院 総合診療科
日々の外来では患者さんの生物学的要因だけでなく，心理社会的側面からもアプローチできるよう臨床推論を学んでいます．

鋪野紀好（Kiyoshi Shikino）
千葉大学医学部附属病院 総合診療科 後期研修プログラム責任者（家庭医療コース）
「みんなでシェア！総合診療Tips」の監修を通じて，私自身も明日から活用できる総合診療のTipsをたくさん学ばせていただきました．また，この企画を通じて，各施設ごとの特色が少しでも多くの読者の皆様に伝わることを祈ります．

■連載バックナンバー：本連載はWeb上ですべて公開しています
www.yodosha.co.jp/gnote/gtips/index.html

第1回　自己主導型学習を支える仕組み ― SEA ―（2018年4月号掲載）
第2回　効果的な教育を実践する秘訣（Web上のみで公開）
第3回　本当は怖い咽頭痛（2018年6月号掲載）
第4回　患者の理解をぐっと深めるコツとヘルスリテラシー（Web上のみで公開）
第5回　島医者は島が育てる〜離島診療所で学ぶ家庭医療（2018年8月号掲載）
第6回　生物心理社会モデルと家族や地域の階層に注目したアプローチ（Web上のみで公開）
第7回　診療環境に応じた医療・介護連携のコツ（2018年10月号掲載）
第8回　日々是女性診療　〜そうだ，母を診よう（Web上のみで公開）
第9回　総合診療外来に役立つ3つのTips 〜ワンステップ上をめざす診断推論スキル（2018年12月号掲載）★本稿

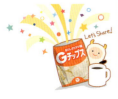

思い出のポートフォリオを紹介します

第27回 BPSモデル
～システム思考に基づいて，効果的な

亀田家庭医総合診療専門医研修プログラム

ポートフォリオ詳細事例報告書（専門医認定審査用）1

氏　　　名	山下　洋充	会員番号	
事例発生時期	○○年　△月　□日	終了時期	○○＋2年　△月　□日
領　　　域	bio-psycho-social model を用いて問題解決を試みた症例		
表　　　題	BPSモデルを用いて患者の状況を俯瞰し、効果的な介入を行うことができた一例		

記載上の注意：10.5ptの文字を用いて記載すること。このページを含めて2枚に収めること。

<u>1. なぜこの事例をこの領域において報告しようと考えたか</u>
　病状が悪化することが予想されるにも関わらず、自己判断で喫煙や飲酒、自動車運転を行う患者に対し、強い陰性感情を抱いた。しかし、BPSモデルによるアプローチを行って状況を俯瞰することで、自分の葛藤に折り合いをつけつつ、レバレッジ・ポイントに上手く介入することができた。

<u>2. 事例の記述と考察</u>　（実践した具体的内容（経過や問題の分析から解決に至るプロセス）および
　　　　　　　　　　　今後の学習課題の設定を中心とした省察とその根拠）

【症例】40代男性【概要】X-2年頃から両上下肢の異常知覚・筋力低下、両眼の視力低下が出現。X年に他院神経内科に入院し、精査の結果アルコール性末梢神経障害、栄養欠乏性視神経症と診断された。退院後の加療とリハビリ継続のため、当院紹介となった。

【既往歴】高血圧【内服】ビタメジン®、トラマドール/アセトアミノフェン、クロナゼパム、ビソプロロール、葉酸【生活歴】同居家族：両親。病院への送迎は父が行っている。
喫煙：30本/23年（喫煙中）、飲酒：ビール 3500 ml/日（入院時から禁酒）。職業：無職で、職業安定所に通っている。身体障害者手帳4級を所持。

【初診時身体所見】杖歩行、膝伸展位で開脚し、数cm程度の歩隔。両手指、両側足底、足背に電撃痛の誘発あり。MMT：手関節屈曲3/3、母指対立筋4/4、腸腰筋4/4、大腿四頭筋4/4、大腿屈筋群4/4、腓腹筋4/4 位置覚：母指探し試験陽性。ロンベルグ徴候陽性。階段昇降は困難。

【臨床経過】本人と相談し、軽作業を伴う就労ができる程度への回復を目標とし、外来リハビリテーションを開始した。疾患について調べたところ、アルコール性末梢神経障害、栄養欠乏性視神経症の治療は禁煙・禁酒[1) 2)]とあり、疾患の再燃を防ぐ最大のポイントになると考えた。本人も眼科医から喫煙をしなければ失明すると言われており、禁煙外来を並行して開始した。しかし、リハビリへの通院は月1回程度に留まり、両上下肢の機能は大きく変化することなく経過した。通院が滞る理由として、本人は医療費が負担であるという金銭的理由を挙げていた。病状が回復せず、就労できないことに本人の苛立ちは募る一方であり、「試しに喫煙したら手が良く動く気がする。飲酒したら症状が良くなる可能性もあるだろう。」という本人の解釈があったが、喫煙や飲酒が害となることを繰り返し説明し、何とかご理解を頂いていた。

　ある日、通院手段について改めて確認したところ、自分で運転して来たと述べられた。固有感覚の障害によりアクセルとブレーキを目視で確認し運転している状態であり、運転は非常に危険であることを本人に伝えたが、「運転できなければ仕事が無い。あんたは患者の人生の責任を取れるのか？」と激昂された。そもそもこのような状況に陥っていること自体が自業自得ではないかと、強い陰性感情を抱いたが、現状を俯瞰して効果的な介入点を探るべく、システム思考で用いられるcausal loop diagram[3)]を作成し、アセスメントを行うこととした。

※　本誌への掲載にあたり、記載を一部変更してあります

レバレッジ・ポイントを探索する

山下洋充，上松東宏

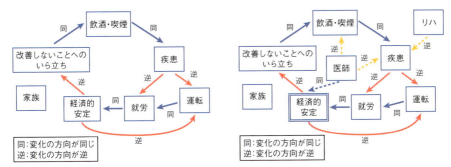

図1．医療の介入のない場合のループ図　　図2．医療の介入を行った場合のループ図

　本人の身体・心理・社会の各要素とその関係を図1のように整理した。これは自己強化型のループとなっており、飲酒・喫煙に伴って疾患は更に増悪する他、運転への欲求が高まることが推察される。禁酒・禁煙の指導や投薬による症状緩和、リハビリによりこのループの循環を弱めるように働きかけていたが、それだけでは不十分な状況であった。一方、経済的に不安定であることは一見飲酒・喫煙とは無関係のように思えたが、このループを循環させる一因になっているため、金銭面での支援を行うことで飲酒・喫煙や運転への欲求を抑えられるのではないかと考えた。以上のことから、介入のためのレバレッジ・ポイントとして「経済的安定を図る」ことを挙げた。

　医療側から行った介入を追記したものを図2に示す。金銭面の支援に関しては障害年金の利用が可能ではないかと考え、本人に提案し障害年金の申請を行った。その結果、2級障害と認定され年金を受けられることになった。年金受給が開始されてからは、外来で「イライラしてタバコを吸いたい」と訴える事がなくなった。また、リハビリ通院についても月2回程度へと頻度を増やすことができ、階段昇降が可能になるなど運動機能についても回復しつつある。現在は自宅からの送迎サービスを利用して就労継続支援事業所へ通い、当院への通院を継続して行っている。

【省察】
　自己判断で飲酒・喫煙・運転の再開を行い、時には攻撃的な発言を受けることで、自身に強い陰性感情が生じるのを実感するケースであった。しかし、BPSモデルによるアプローチで状況を俯瞰することで、自分自身がシステムの一部として機能する重要度が高いことに気づき、この方と根気よく付き合おうと冷静になることができた。また、このアプローチにより、レバレッジ・ポイントを見つけて効果的な介入を行うことができたと感じている。これから複雑困難事例に出会った時にも状況を俯瞰することを意識し、介入点がないかを積極的に模索していきたい。

【参考文献】
1) Diener HC, Dichgans J, Bacher M, et al. Improvement of ataxia in alcoholic cerebellar atrophy through alcohol abstinence. J Neurol. 1984；231（5）：258.
2) Osborne B. Optic neuropathies. In：UpToDate, Post TW（Ed）, Wolter Kluwer, Waltham, MA.（Accessed on May 19, 2017.）
3) 枝廣淳子、小田理一郎．なぜあの人の解決策はいつもうまくいくのか？第1版．東京：東洋経済新報社；2007. 70-104.

なぜこの症例をポートフォリオにしようと思ったか　[専攻医]

　定期受診の日には患者さんから毎回のように感情をぶつけられ，ポートフォリオにはまとめきれないほどの幾多の理不尽な要求を突きつけられました．「自分はいったい何のためにこの人の診療をしているのだろう．この人にとって何一つよさそうなことができていないばかりか，悪いことさえしてしまっているのではないか．自分の不全感も募るばかりで，もう外来で会いたくない」と何度も思いました．今だからこそ感じることですが，そのような陰性感情が強く湧いてくる状況であったからこそ私に多くの省察の機会を与えてくれたともいえます．省察の過程でBPSモデルによるアプローチをとり入れてみると，問題点だけでなく自分の気持ちも整理でき，この方に継続的な支援を行うことができるようになったと感じたためポートフォリオにまとめました．

ポートフォリオを作成するまでの過程と新たな気づき

[指導医] この症例で，どんなことが難しいと感じましたか？

[専攻医] この患者さんをよりよい状態へと導くために，どのような診療の枠組みを用いればいいかがわからず，悩みました．問題分析や解決のための方法論として，家庭医療ではBPSモデルがよく用いられていると聞き，この症例に対して試してみようと思いましたが，BPSモデルをどう診療に活かせばいいのか，はじめはよく理解できていませんでした．

[指導医] このポートフォリオでは因果ループ図を使用したアプローチを使っていますが，なぜこのようなツールを使ってみようと思ったのですか？

[専攻医] 以前，当院の勉強会で「**BPSモデルはシステム思考に基づいて捉えればよい**」と教わりました．そこでポートフォリオの参考文献3にあげたシステム理論の本を一冊読んでみたところ，問題の分析や解決案の模索のために「因果ループ図」が有用そうだと感じたので，今回の症例に試してみることにしました．

[指導医] なるほど．実際に因果ループ図を書いてみて，どのように感じましたか？

[専攻医] 図を書いてみると，**自分のもやもやとした陰性感情が少し和らいでいくとともに，問題の構造を冷静に分析できている**ことに気づきました．

[指導医] 他の枠組みとの使い分けについてはどのように考えていますか？ 例えば，診療の枠組みとして『患者中心の医療の方法』といったものもあると思います．

[専攻医] 因果ループ図を用いてBPSモデルに基づいた診療を行うと，問題点を分析しつつ，同僚と一緒に解決策を模索できることが強みなのではないかと感じています．

[指導医] そうですね．よりダイナミックに問題点が見えるようになるので，レバレッジ・ポイント（小さな力で大きな効果を得ることのできる介入のポイント）を見つけやすくなるのでしょうね．

[専攻医] 「**医療者自身も，患者のシステムの一部である**」ということを別の指導医から指摘されたのですが，これもBPSモデルを診療にとり入れるうえで非常に重要なポイントだと感じました．実際に「もし自分が患者さんのシステムから存在しなくなったら」，つまり自分が患者さんの診療を拒否したらどうなるかというパターンを考えてみたところ（図1），患者さんの病状がさらに悪化するのではないかと考察しました．この思考実験を通じて，患者さんとの関係性を途切れさせないことが患者さんの利益になるのだと，自身の診療に対して意味づ

けをすることができました．そして，粘り強く診療を続けてみようという気持ちを保つことができました．

指導医 誰でも患者さんとの相性に悩むことがあると思いますが，今回はBPSモデルを用いることで，粘り強く診療を続ける動機にもなったのですね．行き詰まったところで倍率を下げて全体を見渡すという感覚は，まさにBPSモデルに基づいた考え方だと思います．因果ループ図の背景にあるシステム理論は医療分野ではあまり知られていませんが，社会科学の分野をはじめ，ビジネスや政治分野ではよく知られている理論ですね．

専攻医 今回の症例のように，他の領域で用いられている枠組みを活用して問題解決を試みることも，家庭医療の醍醐味であるように感じています．

まとめ

専攻医からのコメント

家庭医療ではBPSモデル・患者中心の医療の方法・行動変容など，さまざまなフレームワークや理論を活用します．専攻医として働きはじめた頃は，目の前の患者さんにどのフレームワークを用いればいいのか，そしてどのような効用があるのか，よくわかりませんでした．それでも，自分が「困った」と感じる患者さんを診療したときにあれこれ試していくことで，各理論に対する理解が次第に深まっていきました．自分にとって困難だと思う事例に遭遇したときこそ，省察を行って成長する絶好のチャンスかもしれません．ポートフォリオの事例としては，そのような「困った事例だったけれど，試行錯誤した結果，少しでもよい方向にもっていくことができた」ものをとり上げるとよいと思います．

指導医からのコメント

この症例を最初に相談された頃は，「コミュニケーション」か「プロフェッショナリズム」をテーマに症例を捉えるように助言をしました．一方で，因果ループ図を学びながら活用してみることで，当初は見えなかった問題解決のレバレッジ・ポイントを掴んでよい方向にシステムを動かすことができ，最終的に立派なBPSモデルのポートフォリオになりました．患者さんをとり巻く状況は経時的に変化していきます．指導医としては，専攻医から症例を相談された状況を俯瞰しつつ，どのポートフォリオのカテゴリに落とし込むか，幅をもたせながら考えることも大切ではないでしょうか．

Profile

山下洋充（Hiromitsu Yamashita）
京都大学大学院医学研究科 社会健康医学系専攻 健康情報学分野
家庭医療専門医
困ったときに相談できる指導医や同僚がいたからこそ，自らの学びを深め，ポートフォリオを完成させることができたと感じています．

上松東宏（Haruhiro Uematsu）
医療法人鉄蕉会 亀田ファミリークリニック館山
米国家庭医療専門医
当院では専攻医との定期的な振り返りのほかに，専門医試験に提出するポートフォリオはスタッフによる2段階のチェックを行っています．

Book Information

医師国家試験の取扱説明書

国試対策の「赤本」！

新刊

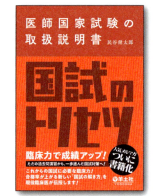

著／民谷健太郎
- □ 定価（本体 3,200円＋税）　□ A5判　□ 320頁　□ ISBN978-4-7581-1838-5

- 国試の「解き方」を解説した人気メルマガ，通称「国試のトリセツ」が書籍化！
- ペーパー試験で鍛えた知識を研修に活かすマインドセットを伝授．

国試対策に励む後輩におすすめください！

病態で考える 薬学的フィジカルアセスメント

41の主訴と症候から行うべきアセスメントがわかる

著／鈴木　孝
- □ 定価（本体 3,800円＋税）　□ B5判　□ 294頁　□ ISBN978-4-7581-0940-6

- 41に及ぶ主訴・症候ごとに，考えられる原因疾患を病態をふまえて解説！
- 病態把握のために必要なアセスメントと方法，評価を根拠から解説！
- よりよい薬物治療，薬学的管理にすぐに活かせる！

症状に応じた適切なフィジカルアセスメントで，病態把握に役立つ！

本当にわかる 精神科の薬はじめの一歩 改訂版

具体的な処方例で経過に応じた薬物療法の考え方が身につく！

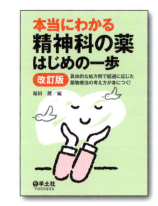

編集／稲田　健
- □ 定価（本体 3,300円＋税）　□ A5判　□ 285頁　□ ISBN978-4-7581-1827-9

- プライマリケアで役立つ向精神薬の使い方を，キホンに絞ってやさしく解説！
- 具体的な処方例で，薬の使い分け，効果や副作用に応じた用量調整，やめ時，減らし方，処方変更など処方のコツやポイントがわかる

精神科の薬は，せん妄の原因にも，鎮静のための薬にもなる

発行　羊土社 YODOSHA
〒101-0052　東京都千代田区神田小川町2-5-1　TEL 03(5282)1211　FAX 03(5282)1212
E-mail：eigyo@yodosha.co.jp
URL：www.yodosha.co.jp/

ご注文は最寄りの書店，または小社営業部まで

BOOK REVIEW

Gノート増刊 Vol.5 No.6
終末期を考える
今、わかっていること＆医師ができること
すべての終末期患者と家族に必要な医療・ケア

編／岡村知直（飯塚病院 緩和ケア科）
　　柏木秀行（飯塚病院 緩和ケア科）
　　宮崎万友子（飯塚病院 看護部）
定価（本体4,800円＋税），B5判，287頁，羊土社

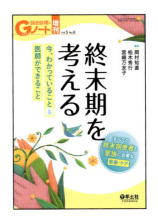

　本書は，すべての医療者に勧める一冊である．終末期にかかわらない医療者はいない．医療者というより人間，生物として，死とかかわらないものはいない．その点においてどんな医療者でも死を意識する，考えることは避けられない．しかし，死や終末期を語ることはとかくタブー視されがちであり，そこに切り込んでいったことも編者や執筆者の気概を感じる一冊である．

　そのうえで，執筆者の職種，診療科，年代を，非常にバラエティー豊かに揃えた執筆陣もまた見事である．死にも多様性がある．そしてそこにかかわる人の多様性もまた増している．多角的，多次元的に終末期を考えることはとても重要な考えだと思う．多数の執筆者で書く特集号にありがちな，おのおのがバラバラな方向で論じてしまうといった不細工さもない．一貫して各項で書かれているのは，今までわかっていること（エビデンス）と今までわかっていないことに対する執筆者たちの工夫や考えである．語ることをタブー視されがちな終末期の分野でもエビデンスは集まりつつある．ただ，そこには個別性も強いため，各専門家たちのエキスパートオピニオンは聴くに値する金言も多い．加えて具体的な対策や処方内容があるのは，現場で終末期と向き合う機会のあるわれわれにとっても心強い．

　そして，もう一つ特筆すべきなのは「今」という言葉だと思う．ご承知の通り，日本は世界でもトップレベルの速さで高齢化が進んでいる．その分終末期に向き合う人も必然的に多くなる．増大する終末期患者に対して，当然緩和医療の専門家だけでは追いつかない現状がすでに発生している．そして，そのなかで死に対する価値観や医療制度も目まぐるしく変化している．心不全の緩和ケアに対する診療報酬が追加されたのもその一つの証拠だと思う．「今」を含めた「これから」に終末期医療が刻々と変化していくなか，今回，総論的に終末期医療についてまとめたことには大きな意義があると思う．

　この増刊号はすべての医療者に何かしらの得るものが必ずある本である．これらを見事にまとめあげられた編者には最大限の賛辞を送りたい．

（評者）橋本忠幸（橋本市民病院 総合内科）

お知らせ

横浜市立大学 データサイエンス学部主催 ワークショップ・講演会のお知らせ
「進化するデータサイエンス,変わらない臨床研究の本質」

医学部を有する大学として唯一のデータサイエンス(DS)学部を設置し,医学とDSの融合に取り組む横浜市立大学の主催により,このたび,講演会を開催する運びとなりました.近年,ビッグデータやAI(人工知能)といった用語を耳にする機会が多くなっています.DS技術の進化により質の高い臨床研究を実現することが期待される時代となりましたが,一方で,医療現場の疑問を解決する質の高い臨床研究(観察研究,データベース研究 etc)を実施するために,いつの時代も変わらない本質(エッセンス)があります.「DS技術の進化を捉えながら,変わらぬ臨床研究の本質を理解してほしい」という我々の願いを伝えるべく,参加型ワークショップおよびフォーラムを行うことになりました.みなさまお誘いあわせの上ご参加ください.

日時・場所:2019年5月26日(日) 横浜市開港記念会館 9:30〜17:30

【第一部】 臨床研究ワークショップ(WS)
- WS 1 臨床予測ツール (Clinical Prediction Rule)
  AIはヒトを超えるか? 臨床医の判断よりも確かな臨床予測ツールの作り方
  水原敬洋(横浜市立大学)・片岡裕貴(兵庫県立尼崎医療センター)
- WS 2 患者中心型レジストリの作り方
  疾患レジストリは誰のため? 現場の臨床医と患者が使えるレジストリの作り方
  山崎 大(京都大学)
- ランチョン講演 データベース研究が,医療を変え,ヒトを育てる
  福原俊一(京都大学,日本臨床疫学会 代表理事)
- WS 3 Patient Experience (Px) 研究とは?
  患者の価値観・ニーズ・意向を尊重した医療の質評価は可能か?
  青木拓也(京都大学)
- WS 4 30分でわかる Propensity Score Matching
  RCTはもういらない? RCTを実施できないときの代替になるのか?
  山中竹春(横浜市立大学)

【第二部】 ヘルス・データ サイエンス フォーラム
- 講演1 診断のアートをサイエンスへ:診断精度研究の世界的動向
  高田俊彦(ユトレヒト大学)
- 講演2 横浜市立大学が取り組むヘルスデータサイエンス教育
  山中竹春(横浜市立大学)

お申込み:事前登録制です.右からお申込みください. →

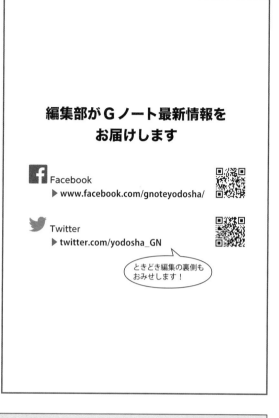

編集部がGノート最新情報をお届けします

 Facebook
▶ www.facebook.com/gnoteyodosha/

 Twitter
▶ twitter.com/yodosha_GN

ときどき編集の裏側もおみせします!

広告掲載のご案内

Gノート を医師募集・病院広告にご利用ください!

プライマリ・ケア,地域医療に関わる医師への案内をご希望の方はぜひ本誌をご活用ください.

後期研修医・医師の募集や,病院のPRなど,総合診療の現場で活躍する医師への案内には本誌への広告掲載が効果的です.1/2ページ広告,1ページ広告,カラー広告,テキスト広告等,ご要望に応じて掲載いただけますので,お気軽にお問い合わせください.

記事中 4色1ページ	160,000円
記事中 1色1ページ	90,000円
記事中 1色1/2ページ	55,000円
テキスト広告(定型最大800字程度)	20,000円

※料金は税別.
※記事中以外の掲載スペースもございます.詳細はお問い合わせください

【お問い合わせ先】 株式会社 羊土社 Gノート広告担当:松本崇敬
Tel ▶ 03-5282-1211 Mail ▶ marketing@yodosha.co.jp

Gノート「勉強会へようこそ」記事募集のお知らせ

Gノートでは,読者の先生方が企画・参加されている勉強会を紹介するコーナー「勉強会へようこそ」の記事を募集しています.これまで全国各地の勉強会をご紹介いただき,総合診療の輪を広げるツールとしてご活用いただいています!"自分たちの活動を広めたい""共に学ぶ仲間を増やしたい"というみなさま,ご応募お待ちしています!

【応募方法】Gノートホームページ(www.yodosha.co.jp/gnote/benkyokai/)にて順次受付け

※ホームページにて応募条件,コーナー概要,掲載までの流れをご確認ください
※掲載の採否は編集部にて判断させていただきます.ご了承ください

増刊 レジデントノート

1つのテーマをより広くより深く

□ 年6冊発行　□ B5判

レジデントノート Vol.20 No.14　増刊（2018年12月発行）

研修医に求められる 消化器診療のエッセンス

病棟、救急外来で必要な
対応力と領域別知識が身につく！

編集／矢島知治

□ 定価（本体4,700円＋税）　□ 248頁　□ ISBN978-4-7581-1618-3

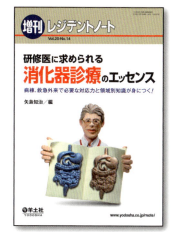

- 学ぶべきことが多岐にわたる消化器診療の診断のポイントや押さえておきたい手技などを厳選して紹介！
- 最新ガイドラインの情報や上級医や専門医へのコンサルトするタイミングもしっかりとわかる！
- できることを自分でやろうとする研修医のための実践的な手引き書！

本書の内容

第1章　病棟で求められる消化器症状への初期対応
腹痛／下痢・便秘／嘔気・嘔吐／消化管出血／黄疸

第2章　救急外来で腹痛の診療をする際に見逃したくない疾患
急性虫垂炎とその鑑別疾患／腸閉塞・イレウス／腸管虚血／
感染性腸炎／胆管炎・胆嚢炎・急性膵炎　他，4項目

第3章　診療の質を左右する基本事項
病歴聴取：現病歴を中心に／バイタルサインをフルに活用しよう
〜病態の把握から臨床判断まで〜／腹部診察法　他，2項目

第4章　受け持ち医に求められる領域別知識
上・下部内視鏡検査治療／胆道・膵臓への内視鏡的アプローチ／急性膵炎／
急性肝炎／肝硬変のマネージメント　他，3項目

第5章　消化器診療で押さえておきたいその他の重要事項
HBVとHCVについてすべての臨床医が知っておくべきこと／慢性便秘症へのアプローチ／
外科医からのメッセージ①: 手術室と外科病棟で研修医に求められること／
外科医からのメッセージ②: コンサルトをスムーズに行うために　他，1項目

診療パフォーマンスを劇的に上げる1冊！

発行　羊土社 YODOSHA
〒101-0052　東京都千代田区神田小川町2-5-1　TEL 03(5282)1211　FAX 03(5282)1212
E-mail：eigyo@yodosha.co.jp
URL：www.yodosha.co.jp/

ご注文は最寄りの書店，または小社営業部まで

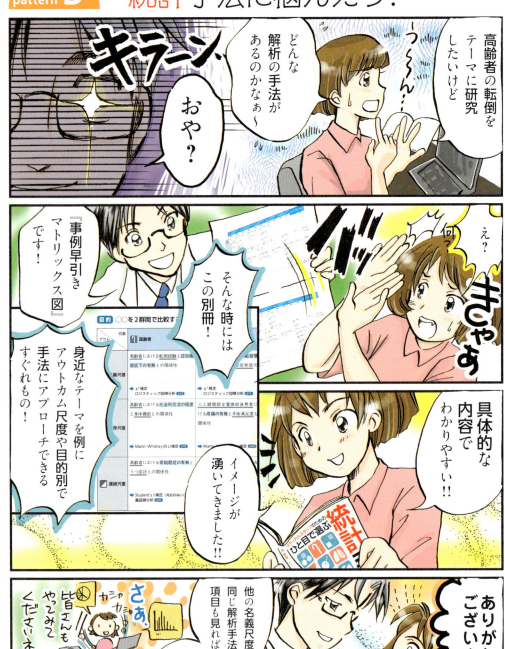

発行 羊土社

あなたの研究にはこの統計！

本冊＋別冊で強力ナビゲート

編集／山田　実
編集協力／浅井　剛，土井剛彦

□ 定価（本体3,200円＋税）　□ AB判
□ 173頁　□ ISBN978-4-7581-0228-5

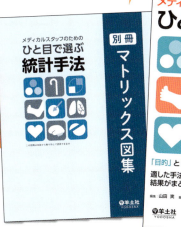
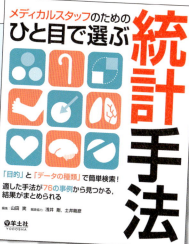

まずは，別冊のマトリックス図をチェック！

pattern B 身近なテーマから探す
別冊収載「事例早引きマトリックス図」から簡単検索！

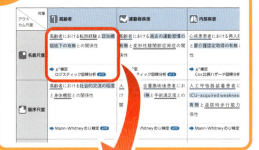

pattern A 目的×データの種類で探す
別冊収載「ひと目で選ぶマトリックス図」から簡単検索！

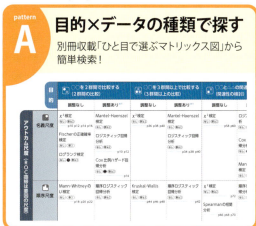

適した手法が見つかったら本冊へ

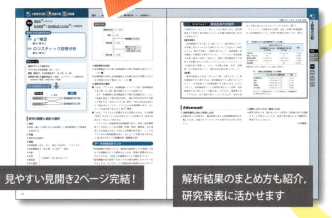

見やすい見開き2ページ完結！

解析結果のまとめ方も紹介，研究発表に活かせます

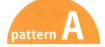 **pattern A** や本書の詳細はWebに！→

◇◆◇◆◇ 「Gノート」取扱書店一覧 ◇◆◇◆◇

羊土社の既刊書籍やバックナンバーを店頭に備えております．どうぞご利用ください．

＜北海道＞

札幌	紀伊國屋書店　札幌本店	011-231-2131
	コーチャンフォー　美しが丘店	011-889-2000
	コーチャンフォー　札幌ミュンヘン大橋店	011-817-4000
	コーチャンフォー　新川通り店	011-769-4000
	札幌医科大学丸善大学書房	011-616-0057
	三省堂書店　札幌店	011-209-5600
	北海道大学生協　書籍部北部店	011-747-2182
	MARUZEN＆ジュンク堂書店　札幌店	011-223-1911
小樽	喜久屋書店　小樽店	0134-31-7077
函館	昭和書房	0138-54-3316
旭川	コーチャンフォー　旭川店	0166-76-4000
	三省堂書店　旭川医大店	0166-68-2773
	ジュンク堂書店　旭川店	0166-26-1120
北見	コーチャンフォー　北見店	0157-26-1122

＜東北＞

青森	紀伊國屋書店　弘前店	0172-36-4511
	ジュンク堂書店　弘前中三店	0172-34-3131
	弘前大学生協　医学部店書籍部	0172-35-3275
岩手	エムズエクスポ　盛岡店	019-648-7100
	ジュンク堂書店　盛岡店	019-601-6161
	東山堂　北日本医学書センター	019-637-3831
	丸善　岩手医科大学売店	0196-51-7452
	丸善　岩手医科大学矢巾売店	019-697-1651
	MORIOKA TSUTAYA	019-613-2588
宮城	アイエ書店	022-738-8670
	東北大学生協　星陵店書籍部	022-275-1093
	丸善仙台アエル店	022-264-0151
秋田	秋田大学生協　医学部店	0188-31-5806
	ジュンク堂書店　秋田店	018-884-1370
	西村書店　秋田MB	018-835-9611
山形	高陽堂書店	0236-31-6001
	山形大学生協　飯田店書籍部	0236-42-4590
福島	福島県立医科大学ブックセンター	0245-48-2533
	ジュンク堂書店　郡山店	024-927-0440

＜関東＞

茨城	ACADEMIA　イーアスつくば店	029-868-7407
	丸善筑波大学医学学群売店	0298-58-0424
栃木	うさぎや　自治医大店	0285-44-7637
	大学書房　自治医大店	0285-44-8061
	大学書房　獨協医大店	0282-86-2850
	廣川書店　獨協医大店	0282-86-2960
群馬	紀伊國屋書店　前橋店	027-220-1830
	群馬大学生協　昭和店	027-233-9558
	戸田書店　高崎店	027-363-5110
	廣川書店　高崎本店	0273-22-4804
	廣川書店　前橋店	027-231-3077
埼玉	紀伊國屋書店　さいたま新都心店	048-600-0830
	三省堂ブックポート大宮	048-646-2600
	大学書房　大宮店	048-648-5643
	戸田書店　熊谷店	048-599-3232
	Book Depot 書楽	048-859-4946
	文光堂書店　埼玉医科大学店	0492-95-2170
千葉	紀伊國屋書店　流山おおたかの森店	04-7156-6111
	くまざわ書店　ペリエ千葉本店	043-202-2900
	三省堂書店　千葉そごうブックセンター	043-245-8331
	志学書店	043-224-7111
	志学書店　日本医科大店	0476-99-1170
	ジュンク堂書店　南船橋店	047-401-0330
	千葉大学生協　亥鼻店	043-222-4912
	丸善　津田沼店	0474-70-8313
神奈川	ACADEMIA　港北店	045-941-3320
	紀伊國屋書店　聖マリアンナ医大売店	044-977-8721
	紀伊國屋書店　横浜店	045-450-5901
	三省堂書店　新横浜店	045-478-5520
	ジュンク堂書店　藤沢店	0466-52-1211
	阪急ブックファースト　青葉台店	045-989-1781
	丸善　ラゾーナ川崎店	044-520-1869
	有隣堂　本店医学書センター	045-261-1231
	有隣堂　北里大学売店	0427-78-5201
	有隣堂　横浜西口医学書センター	045-311-6265
	横浜市立大学生協医学部福浦店	045-785-0601

＜東京＞

千代田区	三省堂書店本店メディカルブックセンター	03-3233-3312
	三省堂書店有楽町店	03-3292-7653
	丸善　お茶の水店	03-3295-5581
	丸善　丸の内本店	03-5288-8881
中央区	丸善　日本橋店	03-3272-7211
	八重洲ブックセンター	03-3281-1811
港区	文永堂書店（慈恵医大内）	03-3431-5805
	明文館（慈恵医大内）	03-3431-6671
新宿区	紀伊國屋書店　新宿本店	03-3354-0131
	慶應義塾大学生協　信濃町店	03-3341-6355
	三省堂書店　女子大店	03-3203-8346
	ブックファースト新宿店	03-5339-7611
文京区	東京医科歯科大学生協	03-3818-5232
	東京大学生協　本郷書籍部	03-3811-5481
	文光堂書店　本郷店	03-3815-3521
	文光堂書店　日医店	03-3824-3322
	鳳文社	03-3811-7700
品川区	医学堂書店	03-3783-9774
	昭和大学生協	03-3784-8268
大田区	東邦稲垣書店	03-3766-0068
	丸善　東邦大学売店	03-5753-1466
世田谷区	紀伊國屋書店　玉川高島屋店	03-3709-2091
渋谷区	MARUZEN＆ジュンク堂書店　渋谷店	03-5456-2111
豊島区	三省堂書店　池袋本店	03-6864-8900
	ジュンク堂書店　池袋店	03-5956-6111
板橋区	文光堂書店　板橋日大店	03-3958-5224
	帝京ブックセンター	03-6912-4081
都下	オリオン書房ノルテ店	042-527-1231
	木内書店	0423-45-7616
	コーチャンフォー　若葉台店	042-350-2800
	文光堂　杏林大学医学部店	0422-48-0335
	ジュンク堂書店　吉祥寺店	0422-28-5333
	ジュンク堂書店　立川高島屋店	042-512-9910
	MARUZEN　多摩センター店	042-355-3220

＜甲信越・北陸＞

山梨	ジュンク堂書店　岡島甲府店	055-231-0606
	丸善山梨大学医学部購買部	055-220-4079
	明倫堂書店　甲府店	0552-74-4331
長野	信州大学生協松本書籍部	0263-37-2983
	平安堂　長野店	026-224-4545
	MARUZEN　松本店	0263-31-8171
	宮脇書店　松本店	0263-24-2435
	明倫堂書店	0263-35-4312
新潟	紀伊國屋書店　新潟店	025-241-5281
	考古堂書店	025-229-4050
	考古堂書店　新潟大学医学店	025-223-6185
	ジュンク堂書店　新潟店	025-374-4411
	西村書店	025-223-2388
	新潟大学生協池原店	025-223-2565
	宮脇書店　長岡店	0258-31-3700
富山	紀伊國屋書店　富山店	076-491-7031
	中田図書販売　富山大学杉谷キャンパス売店	0764-34-0929
	中田図書販売　大泉本社	0764-21-0100
	Books なかだ本店　専門書館	0764-92-1197
石川	うつのみや　金沢香林坊店	076-234-8111
	金沢大学生協　医学部店	076-264-0583
	金沢ビーンズ明文堂書店　金沢県庁前本店	076-239-4400

	紀伊國屋書店　金沢医大ブックセンター	076-286-1874
	前田書店	076-261-0055
福井	勝木書店　新二の宮店	0776-27-4678
	勝木書店　福井大学医学部店	0776-61-3300

＜東海＞

岐阜	岐阜大学生協　医学部店	058-230-1164
	自由書房　新高島屋	058-262-5661
	丸善　岐阜店	058-297-7008
静岡	ガリバー　浜松店	053-433-6632
	戸田書店　静岡本店	054-205-6111
	マルサン書店　仲見世店	0559-63-0350
	MARUZEN＆ジュンク堂書店　新静岡店	054-275-2777
	谷島屋　浜松医大売店	053-433-7837
	谷島屋　浜松本店	053-457-4165
愛知	大竹書店	052-262-3828
	三省堂書店　名古屋本店	052-566-6801
	三省堂書店　名古屋高島屋店	052-566-8577
	ジュンク堂書店　ロフト名古屋店	052-249-5592
	名古屋市立大学生協　医学部店	052-852-7346
	名古屋大学生協　医学部店	052-731-6815
	丸善　愛知医大売店	052-264-4811
	MARUZEN　名古屋本店	052-238-0320
	丸善　藤田保健衛生大学売店	0562-93-2582
三重	三重大学生協　BII 店	0592-32-9531
	ワニコ書店	0592-31-3000

＜関西＞

滋賀	大垣書店　フォレオ大津一里山店	077-547-1020
	滋賀医科大学生協	077-548-2134
京都	大垣書店　イオンモールKYOTO店	075-692-3331
	ガリバー　京大病院店	075-761-0651
	ガリバー　京都店	075-751-7151
	京都大学生協　南部ショップ	075-752-1686
	京都府立医科大学生協医学部店	075-251-5964
	ジュンク堂書店　京都店	075-252-0101
	神陵文庫　京都営業所	075-761-2181
	辻井書院	075-791-3863
	丸善　京都本店	075-253-1599
大阪	アゴラブックセンター	072-621-3727
	大阪市立大学生協　医学部店	06-6645-3641
	大阪大学生協　医学部店	06-6878-7062
	紀伊國屋書店　梅田本店	06-6372-5824
	紀伊國屋書店　近畿大学医学部ブックセンター	072-368-6190
	紀伊國屋書店　グランフロント大阪店	06-7730-8451
	ジュンク堂書店　大阪本店	06-4799-1090
	ジュンク堂書店　近鉄あべのハルカス店	06-6626-2151
	ジュンク堂書店　高槻店	072-686-5300
	ジュンク堂書店　難波店	06-4396-4771
	神陵文庫　大阪支店	06-6223-5511
	神陵文庫　大阪医科大学	0726-83-1161
	神陵文庫　大阪大学医学部病院店	06-6879-6581
	MARUZEN＆ジュンク堂書店　梅田店	06-6292-7383
	ワニコ書店　枚方店	072-841-5444
兵庫	紀伊國屋書店　兵庫医科大学売店	0798-45-6446
	神戸大学生協　医学部メディコ・アトリウム店	078-371-1435
	ジュンク堂書店　三宮店	078-392-1001
	ジュンク堂書店　姫路店	079-221-8280
	神陵文庫　本社	078-511-5551
	神陵文庫　西宮店	0798-45-2427
奈良	奈良栗田書店	0744-24-3225
和歌山	神陵文庫　和歌山店	073-433-4751
	TSUTAYA WAY・ガーデンパーク　和歌山店	073-480-5900
	和歌山県立医科大学生協	0734-48-1161

＜中国＞

鳥取	鳥取大学生協　医学部ショップ	0859-31-6030
島根	島根井上書店	0853-22-6577
	島根大学生協医学部店	0853-31-6522
岡山	岡山大学生協コジカショップ	086-235-7047
	喜久屋書店　倉敷店	086-430-5450

	紀伊國屋書店　クレド岡山店	086-212-2551
	神陵文庫　岡山営業所	086-223-8387
	泰山堂書店　川崎医大売店	086-462-2822
	泰山堂書店　鹿田本店	086-226-3211
	津山ブックセンター	0868-26-4047
	丸善　岡山シンフォニービル店	086-233-4640
広島	井上書店	082-254-5252
	紀伊國屋書店　広島店	082-225-3232
	紀伊国屋書店　ゆめタウン広島店	082-250-6100
	ジュンク堂書店　広島駅前店	082-568-3000
	神陵文庫　広島営業所	082-232-6007
	広島大学生協　霞店	082-257-5943
	フタバ図書　TERA広島府中店	082-561-0771
	フタバ図書　MEGA	082-830-0601
	MARUZEN　広島店	082-504-6210
山口	井上書店　宇部店	0836-34-3424
	山口大学生協　医心館ショップ	0836-22-5067

＜四国＞

徳島	紀伊國屋書店　徳島店	088-602-1611
	久米書店	088-623-1334
	久米書店　徳島大前店	088-632-2663
	徳島大学生協　蔵本店	088-633-0691
香川	ジュンク堂書店　高松店	087-832-0170
	宮脇書店　本店	087-851-3733
	宮脇書店　香川大学医学部店	087-898-4654
	宮脇書店　総本店	087-823-3152
	宮脇書店　南本店	087-869-9361
愛媛	紀伊國屋書店　いよてつ髙島屋店	089-932-0005
	ジュンク堂書店　松山店	089-915-0075
	新丸三書店	089-955-7381
	新丸三書店　愛媛大医学部店	089-964-1652
	宮脇書店　新居浜本店	0897-31-0586
高知	金高堂　本店	088-822-0161
	金高堂　高知大学医学部店	088-866-1461

＜九州・沖縄＞

福岡	井上書店　小倉店	093-533-5005
	喜久書店　小倉店	093-514-1400
	紀伊國屋書店　久留米店	0942-45-7170
	紀伊國屋書店　福岡本店	092-434-3100
	紀伊國屋書店　ゆめタウン博多店	092-643-6721
	九州神陵文庫　本社	092-641-5555
	九州神陵文庫　久留米大学医学部店	0942-34-8660
	九州神陵文庫　福岡大学医学部店	092-801-1011
	九州大学生協　医系書籍部	092-651-7134
	ジュンク堂書店　福岡店	092-738-3322
	白石書店　産業医科大学売店	093-693-8300
	ブックセンタークエスト小倉本店	093-522-3912
	MARUZEN　博多店	092-413-5401
佐賀	紀伊國屋書店　佐賀医大ブックセンター	0952-30-0652
	紀伊國屋書店　佐賀店	0952-36-8171
長崎	紀伊國屋書店　長崎店	095-811-4919
	長崎大学生協　医学部店	095-849-7159
熊本	九州神陵文庫　熊本大学医学部病院店	096-373-5884
	金龍堂書店　まるぶん店	096-354-4733
	熊本大学生協　医学店	096-373-5433
	蔦屋書店　熊本三年坂店	096-212-9111
大分	紀伊國屋書店　大分店	097-552-6100
	九州神陵文庫　大分営業所	097-549-3133
	九州神陵文庫　大分大学医学部	097-549-4881
	ジュンク堂書店　大分店	097-536-8181
	明林堂書店　大分本店	097-573-3400
宮崎	メディカル田中	0985-85-2976
鹿児島	鹿児島大学生協　桜ヶ丘店	099-265-4574
	紀伊國屋書店　鹿児島店	099-812-7000
	九州神陵文庫　鹿児島営業所	099-225-6668
	ジュンク堂書店　鹿児島店	099-216-8838
	ブックスミスミ　オプシア	099-813-7012
沖縄	琉球光和考文堂	098-945-5050
	ジュンク堂書店　那覇店	098-860-7175

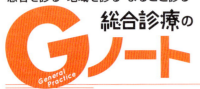

年間総目次
2018 Vol.5-No.1〜8

バックナンバーは全巻おそろいですか？
年間の内容を項目別にご紹介します

特 集

■ Vol.5-No.1 … 2018年2月号

特集：**「薬を飲めない、飲まない」問題**
処方して終わり、じゃありません！

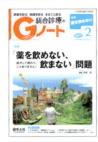

編集／矢吹 拓
（国立病院機構 栃木医療センター 内科）

- 特集にあたって ……………… 矢吹 拓 6
  〈総論〉
- 飲めない・飲まないを考える 〜薬が体に入るステップから〜
  ……………………………… 矢吹 拓 8
- 服薬アドヒアランスとは？ ……… 青島周一 16
  〈各論〉
- 高齢者の飲めない ……………… 小林正樹 28
- がん患者の飲めない ……………… 日下部明彦 36
- 生活習慣病の薬が飲めない 青木達也，橋本忠幸 44
- 循環器疾患の薬が飲めない ……… 芥子文香 52
- 小児の飲めない ………………… 児玉和彦 59
- 飲めないときの対処法：薬剤経路の変更 …… 木村丈司 67
- 飲めないときの対処法：多職種連携 …… 今永光彦 75

■ Vol.5-No.3 … 2018年4月号

特集：**何から始める!?　地域ヘルスプロモーション**
研修・指導にも役立つ
ヒントいっぱいCase Book

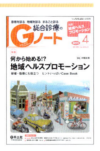

編集／井階友貴
〔福井大学医学部地域プライマリケア講座
（高浜町国民健康保険和田診療所）〕

- 専攻医／指導医のホンネ，聞きました！ …… 330
- 特集にあたって 〜なぜ地域志向アプローチは難航するのか？
  ポートフォリオを例に ……………… 井階友貴 331
- プライマリ・ケアのACCCA 〜ACCCAから地域へ踏み出す
  一歩を考える ……………… 藤井麻耶，鄭 真徳 333
- PRECEDE-PROCEEDモデル 〜地域全体を巻き込んだ健康
  づくりの理論と実際 ……………… 廣瀬英生，後藤忠雄 340
- 多職種連携 〜多職種で共通のビジョンをもとう
  …………………… 髙橋聡子，吉本 尚，横谷省治 349
- 住民協働・住民活動 〜住民のパワーを引き出すきっかけづくり
  …………………………………… 井階友貴 357
- CBPR 〜コミュニティをエンパワメントする実践研究
  …………………………………… 孫 大輔 364
- 健康の社会的決定要因 〜地域のなかで健康の社会的要因について考える
  …………………………………… 増山由紀子 371
- ソーシャル・マーケティング
  〜民間事業者の顧客獲得ノウハウを公的な保健事業に取り入れる
  …………………………… 四方啓裕，越林いづみ 377
- 医療・福祉政策 〜行政や多職種とともに住民のニーズに向き合う
  …………………………………… 森 冬人，若山 隆 384

■ Vol.5-No.4 … 2018年6月号

特集：**専門医紹介の前に！　一人でできる各科診療**
"総合診療あるある"の
守備範囲がわかる！

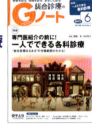

編集／齋藤 学
（Rural Generalist Program
Japan 合同会社ゲネプロ）
本村和久
（沖縄県立中部病院 総合診療科）

- 特集にあたって ……………… 齋藤 学 484
- 若い女性が顔を怪我した ―顔面外傷（形成外科）
  ……………………………… 高橋卓也 486
- じわじわ出血する ―不正性器出血（産婦人科）
  ……………………………… 山口純子 495
- 目にゴミが入った ―結膜異物（眼科）……… 石井恵美 504
- 耳が痛い ―中耳炎と鼓膜切開（耳鼻科）…… 飯塚 崇 511
- ほくろができた ―悪性黒色腫（皮膚科）…… 外川八英 521
- 膝が痛い ―変形性膝関節症（整形外科）…… 橋元球一 533
- 血尿が出た ―肉眼的血尿（泌尿器科）
  ……………………… 齋藤駿河，奥野 博 546
- 歯が抜けた ―歯の脱臼性外傷（歯科）……… 大木理史 554

年間総目次

■ Vol.5-No.5 … 2018年8月号

特集：今すぐ使える！
エビデンスに基づいた COPD 診療

編集／南郷栄秀，岡田 悟
（東京北医療センター 総合診療科）

- 特集にあたって ………………………… 南郷栄秀　650

〈COPDの診断・予後〉
- COPDは誰をスクリーニングして，どのように診断する？
　　　　　　　　　　　横田　遊，岡田　悟，南郷栄秀　653
- COPDの病期分類と予後の予測
　　　　　　　　　　　川堀奈央，岡田　悟，南郷栄秀　665

〈COPDの治療〉
- 実効的な禁煙を上手に行う ……………… 野村英樹　673
- COPD患者にどのワクチンを打つ？ … 中山久仁子　679
- COPDの栄養療法 〜QOL改善の次の一手に組込むセンスを身につける………………… 小坂鎮太郎，若林秀隆　685
- 安定期COPDの治療① 吸入薬の使い方
　　　　　　　　　　　齋藤浩史，岡田　悟，南郷栄秀　694
- 安定期COPDの治療② 吸入薬以外の薬剤の使い方
　　　　　　　　　　　羽角勇紀，岡田　悟，南郷栄秀　709
- 安定期COPDの治療③ 在宅酸素療法・非侵襲的陽圧換気療法 ……… 田所みどり，岡田　悟，南郷栄秀　721
- COPD増悪時のスマートな対応と治療
　　　　　　　　　　　立川聖哉，岡田　悟，南郷栄秀　731
- 呼吸器内科医からみたCOPD診療 〜特に難治性COPDの治療法 ……………… 嶋田雅俊，片岡裕貴　741
- 理学療法士が教える呼吸リハビリテーション
　　　　　　　　　　　　　　　　　　宮崎慎二郎　748
- 薬剤師からみた吸入薬使用のコツ
　　　　　　　　　　　佐藤（西別府）弘子，五十嵐 俊　757

■ Vol.5-No.7 … 2018年10月号

特集：いつもの診療に "ちょこっと" プラス！
外来でできる女性ケア

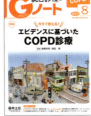

編集／柴田綾子
（淀川キリスト教病院 産婦人科）
　　　　城向　賢
（菊川市立総合病院 産婦人科）
　　　　井上真智子
（浜松医科大学 地域家庭医療学講座）

- 特集にあたって ………………………… 井上真智子　1128
- 風邪からはじめる 女性診療
　　　　　　　　　　　　　丸山陽介，柴田綾子　1131
- 学校生活からはじめる 女性支援 ……… 中山明子　1139
- 更年期症状からはじめる 女性支援 …… 城向　賢　1146
- 内診なしでできる 妊婦さん・お母さんケア
　　　　　　　　　　　　　　　　　高多佑佳　1157
- 問診でできる！ プライマリ・ケア現場での妊活支援
　　　　　　　　　　　　岡﨑有香，金子佳代子　1164
- 職場からはじめる 働く女性支援 〜妊娠出産編
　　　　　　　　　　　　　　　　　川島恵美　1171
- 職場からはじめる 働く女性支援 〜治療と仕事の両立支援編
　　　　　　　　　　　　　　　　　古屋佑子　1181
- 一歩進んだ女性のメンタルヘルスケア … 小野陽子　1189
- 内科からはじめる 女性の健康増進 …… 山下洋充　1199
- 在宅診療でできる！ 女性ケア 〜子宮留膿症を例に
　　　　　　　　　　　　　　　　　加藤一朗　1206
- 診療所でできる！ 帯下異常へのアプローチ
　　　　　　　　　　　　　　　　　柴田綾子　1210

■ Vol.5-No.8 … 2018年12月号

特集：**睡眠問題，すっきり解決！ライフサイクル別「眠れない」へのアプローチ**

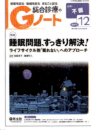

編集／森屋淳子
（東京大学 保健・健康推進本部，
同 医学部附属病院 心療内科）
　　　喜瀬守人
〔家庭医療学開発センター（CFMD）／久地診療所〕

- 特集にあたって 〜不眠診療における総合診療医の役割とは
　　　　　　　　　　　　　　　　　森屋淳子　1286
- ベンゾジアゼピン依存への対処法「薬なしでは眠れないんです…」
　　　　　　　　　　　　　　　　　上村恵一　1290
- OTC・サプリメントなど「実は個人的には輸入代行使ってます…」
　　　　　　　　　　　　　　　　　八田重雄　1297
- 不眠症の睡眠衛生指導，認知行動療法「眠れていないけれど，薬は使いたくないんです…」……… 石澤哲郎　1304
- コラム：睡眠記録・睡眠改善アプリの紹介 〜現状と展望
　　　　　　　　　　　　　　　　　岸　哲史　1312
- 乳児期の不眠「赤ちゃんが寝てくれず，私も不眠で困っています」
　　　　　　　　　　　　　　　　　安来志保　1316
- 思春期の不眠「子どもがスマホばかりして寝るのが遅く，朝も起きられず困っています…」……… 伊豆倉 遥，濱井彩乃　1323
- コラム：子どもの不眠 〜思春期の不眠の初期対応
　　　　　　　　　　　　　　　　　冨久尾 航　1331
- 成人期の不眠「夫のいびきがうるさくて困っています」
　　　　　　　　　　　　　　　　　村野陽子　1335
- 高齢者の不眠「トイレで1時間おきに起きちゃいます…」
　　　　　　　　　　　　　　　　　井口真紀子　1342
- コラム：入院中の不眠に遭遇したら 〜せん妄などとの鑑別方法，対処法 ………………… 森川　暢　1350
- 介護をする家族の不眠「介護で眠れないけど，ぐっすり眠ってしまうのも不安です…」……… 阿部佳子　1353
- あとがき …………………………………… 喜瀬守人　1359

年間総目次

連 載

No.-頁

◆ 赤ふん坊やの「拝啓 首長さんに会ってきました☆」
～地域志向アプローチのヒントを探すぶらり旅～

著／井階友貴

- 第1回 福井県 高浜町 ………………… 野瀬 豊 町長 3-323
- 第2回 宮崎県 延岡市 ……… 首藤正治 市長＊（＊取材当時） 4-564
- 第3回 新潟県 粟島浦村 ……………… 本保建男 村長 5-643
- 第4回 千葉県 市原市 ………………… 小出譲治 市長 7-1222
- 第5回 静岡県 森町 …………………… 太田康雄 町長 8-1367

◆ どうなる日本⁉ こうなる医療‼

- 遠隔医療のこれまで，これから① いまさら聞けない，遠隔医療入門 ……………………………………… 柏木秀行 1-83
- 遠隔医療のこれまで，これから② 開発が進む 遠隔医療の今 ……………………………………………… 竹村昌敏 3-397
- 遠隔医療のこれまで，これから③ 新たな局面を向かえた遠隔医療の今後 ……………………………… 柏木秀行 4-569

◆ Common disease 診療のための ガイドライン早わかり

編／横林賢一，渡邉隆将，齋木啓子

- 第24回 狭心症・心筋梗塞① …………… 佐々木隆史 1-87
- 第25回 狭心症・心筋梗塞② …………… 佐々木隆史 3-401
- 第26回 便秘 ……………………………… 石井洋介 4-575
- 第27回 尋常性ざ瘡 ……………………… 谷口 恭 5-770
- 第28回 成人市中肺炎 ………… 中山 元，田原正夫 8-1371

◆ 聞きたい！知りたい！薬の使い分け

- 第24回 整形外科疾患への鎮痛薬の使い分け ～痛みによってどう使い分ける？ 鎮痛薬しかないの？～ ……… 斉藤 究 1-97
- 第25回 胃薬を症状から選択していくには？ …………………………………………………… 篠浦 丞 3-418
- 第26回 オピオイドの使い分けについて ～まずは習熟した2～3剤を設ける～ ……………………… 大津秀一 4-582
- 第27回 意外と知らない，だけど役立つ！糖尿病薬の使い分け —インスリン編 ………………………… 三澤美和 8-1379

◆ 誌上EBM 抄読会 診療に活かせる論文の読み方が身につきます！

編／南郷栄秀，野口善令

- 第22回 "pain followed by vomiting" は虫垂炎診断に必ず有用か？ ………………… 林 理生，野口善令 1-104
- 第23回 潜在性甲状腺機能低下症の患者は治療を受けるべきか？ ……………………… 安原大樹，南郷栄秀 4-589
- 第24回 ラメルテオンの予防的投与はせん妄発症率を下げるか？ ………………………… 宮川 慶，野口善令 5-782
- 第25回 気管支喘息患者は造影CTを避けるべきか？ ……………………………………… 坂上達也，南郷栄秀 7-1226
- 第26回 血液培養検査をレジン吸着ボトルで行った場合，菌血症の検出率が上がるか？ … 渡邉剛史，野口善令 8-1388

◆ 「伝える力」で変化を起こす！ヘルスコミュニケーション 医師×医療ジャーナリストが考える臨床でのコツ

著／柴田綾子，市川 衛

- 第3回 患者さんが治療に協力してくれない！～ICはもう古い？ 1-119
- 第4回 患者さんが指導を聞いてくれない，どうする？ 3-429
- 第5回 看護師さんと上手くいかない，どうする？ 4-598
- 第6回 医療のリスクや"悪い知らせ"をどう伝えるか？ 5-793
- 第7回 診療後に「何となく気に入らない」と言われた，どうする？ 7-1236
- 第8回 検査を怖がっている患者さんがいる，どうする？ 8-1398

◆ なるほど！使える！在宅医療のお役立ちワザ

- 第18回 こんな時には肺エコー ～もはや在宅医療では必須の検査 …………………………………… 上田剛士 1-124
- 第19回 在宅のCKD患者のみかたと腹膜透析 ～多職種で行うアシストPD ……………………………… 宮崎正信 3-435
- 第20回 移動時間を効率的に使う 情報共有の仕組みづくり ……………………………………………… 姜 琪鎬 4-603
- 第21回 尿道カテーテル管理 ①導入期（カテーテル留置開始期） …………………………………… 影山慎二 5-798
- 第22回 尿道カテーテル管理 ②維持期 ……………………………………………… 影山慎二 7-1241
- 第23回 在宅医療で心臓フィジカル所見を活かす！ ……………………………………………… 平田一仁 8-1403

◆ 優れた臨床研究は，あなたの診療現場から生まれる 総合診療医のための臨床研究実践講座

監修／福原俊一 企画／片岡裕貴，青木拓也

- 第5回 仲間がいない ～臨床研究は1人ではできない ……………………… 永田拓也，渡邉隆将 1-131
- 第6回 メンターがいない ～誰に，どのようにして，メンタリングを求めればよいか？ … 柏﨑元皓，神廣憲記 3-441
- 第7回 サーベイ研究の具体例 ……………………… 森蔭淳子，金子 惇 4-616
- 第8回 サーベイ研究の解説 ～測定を科学する ……………………… 青木拓也 5-804
- 第9回 系統的レビューの具体例 ……………………… 中田理佐，辻本 啓 7-1249
- 第10回 系統的レビューの解説 ……………………… 辻本 康，片岡裕貴 8-1410

みんなでシェア！総合診療Tips

監／舗野紀好

- 第1回 自己主導型学習を支える仕組み ─ SEA ─ ～優秀ポートフォリオ賞2年連続受賞のヒミツ ………………… 在原房子，佐藤健太 3-450
- 第2回 効果的な教育を実践する秘訣 ～Bloom's TaxonomyとARCSモデル ……………… 高瀬義祥，三浦太郎 WEB限定
- 第3回 本当は怖い咽頭痛 ～危険な咽頭痛を見逃さない ……………………… 阿部智史，柳 秀高 4-624

- 第4回　患者の理解をぐっと深めるコツとヘルスリテラシー　〜その説明，わかってもらえていますか？
　　　　　　　　　　　　　　木村紀志，阪本直人　WEB限定
- 第5回　島医者は島が育てる　〜離島診療所で学ぶ家庭医療
　　　　　　　　　　　　　　平良　亘，本村和久　5-810
- 第6回　生物心理社会モデルと家族や地域の階層に注目したアプローチ　〜病い（illness）を捉えた視点でみる
　　　　　　　　　　　　　　和田嵩平，松下　明　WEB限定
- 第7回　診療環境に応じた医療・介護連携のコツ　〜郡部・都市部診療所と病院研修からの学び
　　　　　　　　　　　　　　江川正規，今江章宏　7-1256
- 第8回　日々是女性診療　〜そうだ，母を診よう
　　　　　　　　　　　　　　年森慎一，岡田唯男　WEB限定
- 第9回　総合診療外来に役立つ3つのTips　〜ワンステップ上をめざす診断推論スキル　柳田育孝，鋪野紀好　8-1415

◆ 思い出のポートフォリオを紹介します

- 第22回　医師としてのプロフェッショナリズム　〜ぬぐえない"もやもや"をEIの観点から振り返る〜
　　　　　　　　　　　　　　潘　鎮敬，鳴本敬一郎　1-138
- 第23回　学生・研修医に対する1対1の教育　〜教育が難しいと感じたときの対応とは？　松澤廣希，太田龍一　3-454
- 第24回　高齢者のケア　〜shared decision makingを用いてACPを自然に進める〜　天野雅之，明石陽介　4-628
- 第25回　リハビリテーション　〜家庭医としてのリハビリテーションへの関わり方〜　佐川　拓，佐藤健太　5-814
- 第26回　救急医療　〜避けられない認知バイアス！さてどう付き合うか…〜　小林真一，福原　明　7-1260
- 第27回　BPSモデル　〜システム思考に基づいて，効果的なレバレッジ・ポイントを探索する〜　山下洋充，上松東宏　8-1418

◆ 投稿

- ホンモノの地域連携　〜「地域医療フォーラム2017」から
　　　　　　　　　　　　　　村松正巳，小谷和彦　1-3
- 「第1回 救急×緩和ケアセミナー」に参加して
　　　　　　　　　　　　　　長谷川雄一　4-479
- 若手医師がみた西日本豪雨災害，そして支援の現場
　　　　　　　　　　　　　　西村義人　7-1119
- Generalistに必要な目線を考え直す場　〜第2回 救急×緩和ケアセミナーに参加して〜　原納　遥　7-1123

増　刊

■ Vol.5 No.2
動脈硬化御三家
高血圧・糖尿病・脂質異常症をまるっと制覇！

南郷栄秀／編

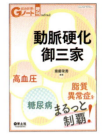

- 第1章　スクリーニング，リスク評価　10（168）
- 第2章　生活習慣の改善　72（230）
- 第3章　薬物療法　110（268）
- 第4章　診療場面別トピックス　190（348）
- 第5章　専門医や他職種が求める総合診療医の動脈硬化診療　280（438）

■ Vol.5 No.6
終末期を考える
今，わかっていること＆医師ができること

すべての終末期患者と家族に必要な医療・ケア

岡村知直，柏木秀行，宮崎万友子／編

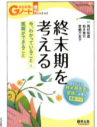

- 第1章　総論：終末期を考える　10（838）
- 第2章　疾患別の終末期　わかっていることvsいないこと　54（882）
- 第3章　終末期において，できること＆やるべきこと　162（990）
- 第4章　事例に学ぶ　家族・遺族ケアから医療者のケアまで　228（1056）

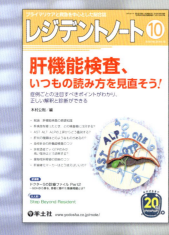
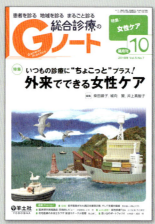
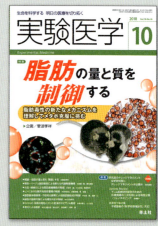
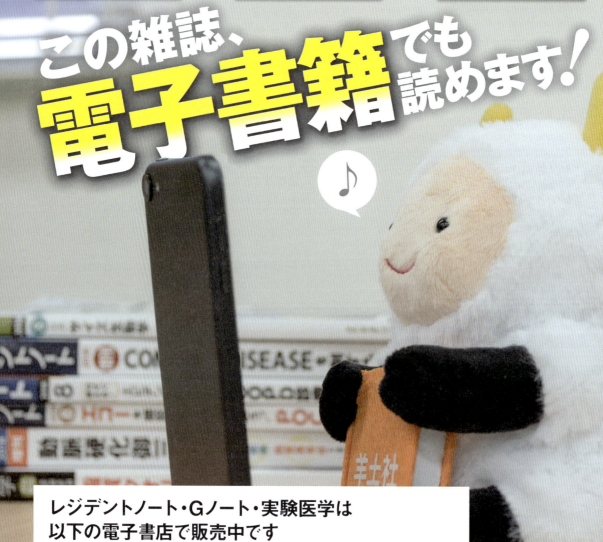

患者を診る 地域を診る まるごと診る

総合診療のGノート
General Practice

次号予告

2019年2月号
(Vol.6 No.1)
2019年2月1日発行

特集
プライマリ・ケアでこそ活きる
おなかに漢方！（仮題）

編集／吉永　亮（飯塚病院 東洋医学センター 漢方診療科）

近年，消化器疾患に対する漢方治療は，エビデンスの報告や診療ガイドライン上での推奨など，広く周知されるようになってきています．元来，漢方治療では胃腸の働きを整えることを重視しており，消化器症状に対してさまざまな漢方薬が存在します．本特集では，消化器内科の疾患はもちろん，消化管術後の症状，小児科，婦人科（月経痛）についても解説．プライマリ・ケアの現場で上手に漢方を活用できるようになります．

- 総論：おなかに漢方！（症候から）
    - おなかの症候①「腹痛」の場合 ……………………………………………………… 伊藤ゆい
    - おなかの症候②「下痢」の場合 ……………………………………………………… 村井政史
    - おなかの症候③「便秘」の場合 ……………………………………………………… 永田　豊
    - おなかの症候④「その他（喉のつまり，嘔気，胸焼け，吃逆など）」の場合 …… 吉永　亮
- 各論：おなかに漢方！（疾患から）
    - おなかの疾患① ウイルス性腸炎 ……………………………………………………… 矢野博美
    - おなかの疾患② 機能性ディスペプシア＋胃食道逆流症 …………………………… 後藤雄輔
    - おなかの疾患③ 過敏性腸症候群 ……………………………………………………… 井上博喜
    - おなかの疾患④ 消化器疾患の術後 …………………………………………………… 土倉潤一郎
- こどものおなかにも漢方！ ……………………………………………………………… 上田晃三
- 女性のおなか（月経痛）にも漢方！ …………………………………………………… 前田ひろみ
- ちょっとアドバンス
    - ① 腹診ことはじめ ～漢方薬の有効率を高めるために～ ………………………… 野上達也
    - ② 漢方治療のコツと漢方医による生活指導 ………………………………………… 田原英一

連載

◆ 家庭医療×診断推論で挑む！ プライマリ・ケアで出会う困難事例
by 千葉大総診カンファレンス（監修／生坂政臣，藤沼康樹）**新連載**
第1回「診断書ください」……………………………………………………………… 鋪野紀好

◆ どうなる日本!? こうなる医療!!
「薬剤耐性（AMR）前編　薬剤耐性菌について」 ………………………………… 日馬由貴

◆ 聞きたい！知りたい！薬の使い分け
第28回「慢性肝炎の治療薬」 …………………………………………………………… 是永匡紹

◆ 誌上EBM抄読会　診療に活かせる論文の読み方が身につきます！
第27回「軽症の急性アルコール中毒に補液を行うべきか？」……… 鈴木紘史，南郷栄秀

◆ なるほど！使える！ 在宅医療のお役立ちワザ
第24回「非専門医にできる 眼科トラブル対応① 総論」………………………… 髙木美昭

◆ 優れた臨床研究は，あなたの診療現場から生まれる
第11回「診断法の評価研究の具体例」 ………………………………… 熊澤淳史，福間真悟

◆ 思い出のポートフォリオを紹介します ……………………………… 瀧口由希，高柳　亮

◆ 赤ふん坊やの「拝啓　首長さんに会ってきました☆」………………………… 井階友貴

ほか

※ タイトルはすべて仮題です．内容，執筆者は変更になることがございます

"患者を診る 地域を診る まるごと診る"ための『Gノート』は定期購読がオススメです！

- ●通常号（隔月刊6冊）
  定価（本体15,000円＋税）
- ●通常号＋増刊（隔月刊6冊＋増刊2冊）
  定価（本体24,600円＋税）
- ●通常号＋ WEB版 ※1
  定価（本体18,000円＋税）
- ●通常号＋ WEB版 ※1 ＋増刊
  定価（本体27,600円＋税）

便利でお得な年間定期購読をぜひご利用ください！
- 送料無料※2
- 最新号がすぐ届く！
- お好きな号からはじめられる！
- WEB版でより手軽に！

※1 WEB版は通常号のみのサービスとなります
※2 海外からのご購読は送料実費となります

下記でご購入いただけます
- ●お近くの書店で：羊土社書籍取扱書店（小社ホームページをご覧ください）
- ●ホームページから または 小社へ直接お申し込み：www.yodosha.co.jp/
  ：TEL 03-5282-1211（営業）　FAX 03-5282-1212

▶編集ボード
- 前野哲博（筑波大学附属病院 総合診療科）
- 南郷栄秀（東京北医療センター 総合診療科）
- 大橋博樹（多摩ファミリークリニック）

▶編集アドバイザー（50音順）
井階友貴／太田 浩／木村琢磨／草場鉄周／千葉 大／中山明子／濱口杉大／林 寛之／茂木恒俊／森 敬良／横林賢一／吉本 尚

◆編集部より◆

2018年最終号となり，私事ながらGノート編集チームに配属され1年が経過しました．時の流れの早さに驚愕しております．皆様にとってはどのような1年でしたでしょうか？

今回の特集では，様々な「眠れない」訴えに対し，原因の考え方・対応を具体的にご解説いただきました．目次からわかるように「ライフサイクル」ごとに考える，という切り口が特長です．「すぐに睡眠薬を処方」ではなく「患者さんに最適な対応」を見つけられる一助となりましたら幸いです．

また，表紙について，1年間の連作になっておりましたが，お気づきいただけましたか？ 来年の表紙も，お楽しみに！

2019年もGノートをどうぞよろしくお願いいたします．

（野々村）

Gノート

Vol. 5 No. 8 2018〔通巻35号〕［隔月刊］
2018年12月1日発行　第5巻　第8号
ISBN978-4-7581-2334-1
定価　本体2,500円＋税（送料実費別途）

年間購読料
　15,000円＋税（通常号6冊，送料弊社負担）
　24,600円＋税（通常号6冊，増刊2冊，送料弊社負担）
郵便振替　00130-3-38674

© YODOSHA CO., LTD. 2018
Printed in Japan

発行人	一戸裕子
編集人	久本容子
編集スタッフ	松島夏苗，野々村万有，田中桃子
制作スタッフ	岸　友美，鳥山拓朗，足達　智
広告営業・販売	永山雄大，松本崇敬
発行所	株式会社　羊　土　社 〒101-0052　東京都千代田区神田小川町2-5-1 TEL　03（5282）1211／FAX　03（5282）1212 E-mail　eigyo@yodosha.co.jp URL　www.yodosha.co.jp/
印刷所	株式会社　平河工業社
広告申込	羊土社営業部までお問い合わせ下さい．

本誌に掲載する著作物の複製権・上映権・譲渡権・公衆送信権（送信可能化権を含む）は（株）羊土社が保有します．
本誌を無断で複製する行為（コピー，スキャン，デジタルデータ化など）は，著作権法上での限られた例外（「私的使用のための複製」など）を除き禁じられています．研究活動，診療を含み業務上使用する目的で上記の行為を行うことは大学，病院，企業などにおける内部的な利用であっても，私的使用には該当せず，違法です．また私的使用のためであっても，代行業者等の第三者に依頼して上記の行為を行うことは違法となります．

JCOPY ＜（社）出版者著作権管理機構　委託出版物＞本書の無断複写は著作権法上での例外を除き禁じられています．複写される場合は，そのつど事前に，（社）出版者著作権管理機構（TEL 03-5244-5088, FAX 03-5244-5089, e-mail：info@jcopy.or.jp）の許諾を得てください．

Book Information

肺癌薬物療法のエビデンスとコツ
なぜその治療を選ぶのか、エキスパートの考え方教えます

新刊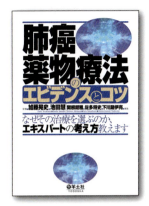

監修／加藤晃史，池田 慧　編集／関根朗雅，佐多将史，下川路伊亮
☐ 定価（本体 5,500円＋税）　☐ B5判　☐ 220頁　☐ ISBN978-4-7581-1839-2

- 症例をベースに治療選択に役立つエビデンスと考え方を解説！
- 2ndライン以降や有害事象などについても紹介！
- 考え方からわかるから，自分でも実践できる！

増える薬剤，エビデンス…困ったらプロに聞いてみよう！

癌の画像診断、重要所見を見逃さない

新刊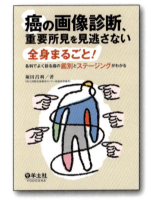

全身まるごと！
各科でよく診る癌の鑑別とステージングがわかる

著／堀田昌利
☐ 定価（本体 4,000円＋税）　☐ A5判　☐ 187頁　☐ ISBN978-4-7581-1189-8

- 各科で診る機会の多い癌に絞って早期発見のコツ，腫瘤発見時の対応，ステージング・良性/悪性の鑑別などを平易に解説
- 解剖やリンパ節の解説もあるので，全ての医師にお勧め！

全身を1冊で網羅した今までにない癌の画像診断入門書

肺炎診療
─どう見極め、まず何をすべきか

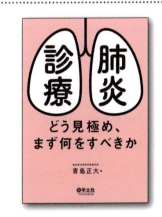

編集／青島正大
☐ 定価（本体 3,800円＋税）　☐ B5判　☐ 159頁　☐ ISBN978-4-7581-1811-8

- どのような検査を行うか？抗菌薬の選択は？…など，非呼吸器内科医が肺炎を診る際のポイントを専門医がやさしく解説！
- 一般内科医，総合診療医など，日常診療で肺炎を診る医師の必携書！

これだけは知っておきたい，診療のエッセンスを凝縮！

発行　羊土社 YODOSHA　〒101-0052　東京都千代田区神田小川町2-5-1　TEL 03(5282)1211　FAX 03(5282)1212
E-mail：eigyo@yodosha.co.jp
URL：www.yodosha.co.jp

ご注文は最寄りの書店，または小社営業部まで

新刊

シュロスバーグの臨床感染症学
Clinical Infectious Disease, 2nd Edition

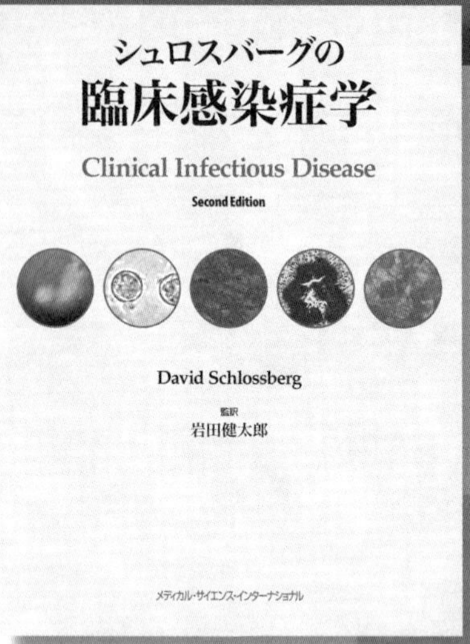

全25Part、211項目で網羅的に感染症の診断・治療を解説。臓器・部位別、微生物ごとの各論のほか、感染しやすい宿主、院内感染、感染予防、旅行・レクリエーションなどに関しても扱い、最後に抗菌薬療法の概論をまとめる。コンテンツは臨床的、実践的に絞り込んだ通読できる分量で、テキストとしてもレファランスとしても役立つ。感染症専門医のみならず、感染症診療に関わる全ての医師に有用。

監訳
岩田健太郎
神戸大学大学院医学研究科微生物感染症学講座
感染治療学分野 教授

● 定価：**本体20,000円＋税**
● A4変　1,252頁
　図79・写真304
　2018年
● ISBN978-4-8157-0131-4

感染症診療をさらに深めて、一段高める本格テキスト

目次

Part I	さまざまな臨床像：総論	
Part II	さまざまな臨床像：頭頸部	
Part III	さまざまな臨床像：眼	
Part IV	さまざまな臨床像：皮膚およびリンパ節	
Part V	さまざまな臨床像：呼吸器	
Part VI	さまざまな臨床像：心血管	
Part VII	さまざまな臨床像：消化管，肝臓，腹部	
Part VIII	さまざまな臨床像：泌尿生殖器	
Part IX	さまざまな臨床像：筋骨格系	
Part X	さまざまな臨床像：神経系	
Part XI	感染しやすい宿主	
Part XII	HIV	
Part XIII	院内感染	
Part XIV	手術と外傷に関連した感染症	
Part XV	感染予防	
Part XVI	旅行・レクリエーション	
Part XVII	バイオテロリズム	
Part XVIII	微生物各論：細菌	
Part XIX	微生物各論：スピロヘータ	
Part XX	微生物各論：*Mycoplasma* と *Chlamydia*	
Part XXI	微生物各論：*Rickettsia*, *Ehrlichia*, *Anaplasma*	
Part XXII	微生物各論：真菌	
Part XXIII	微生物各論：ウイルス	
Part XXIV	微生物各論：寄生虫	
Part XXV	抗菌薬療法：概論	

好評関連書

シュロスバーグ 結核と非結核性抗酸菌症

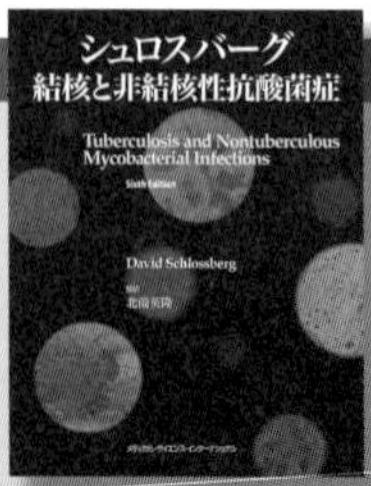

Tuberculosis and Nontuberculous Mycobacterial Infections, 6th Edition

監訳　北薗英隆

● 定価：**本体13,000円＋税**
● A4変　612頁　図52・写真135　2016年
● ISBN 978-4-89592-850-2

MEDSi メディカル・サイエンス・インターナショナル

113-0033
東京都文京区本郷1-28-36

TEL 03-5804-6051
FAX 03-5804-6055

http://www.medsi.co.jp
E-mail info@medsi.co.jp

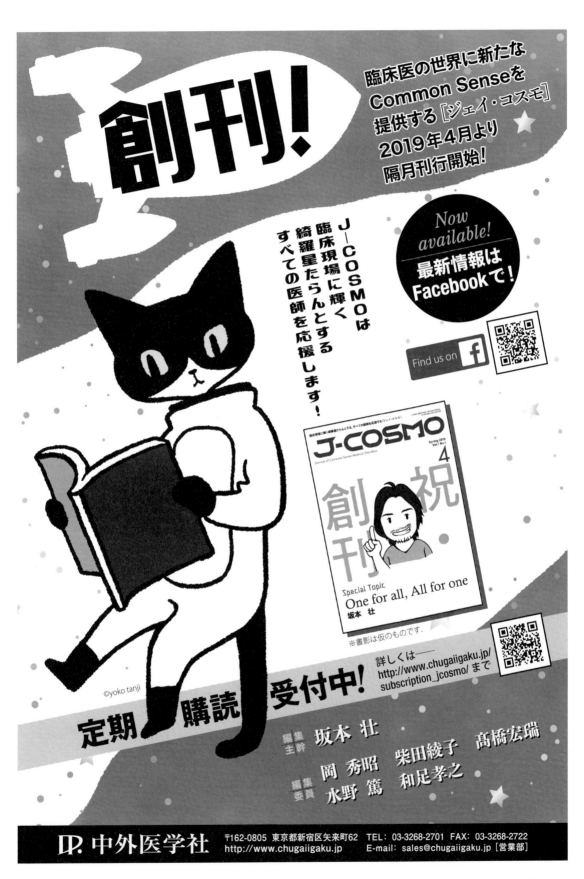

定期購読のご案内

患者を診る　地域を診る　まるごと診る

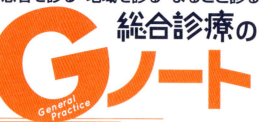

あらゆる
疾患・患者さんを
**まるごと
診たい！**

そんな医師のための
「**総合診療**」の実践雑誌です

通常号	増刊
■ 隔月刊(偶数月1日発行)	■ 年2回(3月,9月)発行
■ B5判	■ B5判
■ 定価(本体 2,500円＋税)	■ 定価(本体 4,800円＋税)

ご購読は**年間定期購読**がオススメです

年間定期購読料

- □ 通常号（隔月刊6冊）
  定価(本体15,000円＋税)
- □ 通常号＋増刊（隔月刊6冊＋増刊2冊）
  定価(本体24,600円＋税)

WEB版購読プラン

- □ 通常号＋ WEB版 ※2
  定価(本体18,000円＋税)
- □ 通常号＋ WEB版 ※2 ＋増刊
  定価(本体27,600円＋税)

**送料
サービス**※1

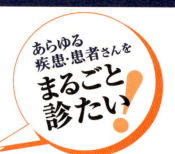

※1 海外からのご購読は送料実費となります
※2 WEB版は通常号のみのサービスとなります
　　WEB版の閲覧期間は、冊子発行から2年間となります
　　「Gノート定期購読 WEB版」は原則としてご契約いただいた羊土社会員の個人の方のみご利用いただけます

（雑誌価格は改定される場合があります）

**お申し込み
方法**

- ● お近くの**書店**で：羊土社書籍取扱書店（小社ホームページをご覧ください）
- ● **巻末の定期購読専用申込書**にて
- ● 「**Gノート**」ホームページから，または小社営業部へ**お電話**にて
  www.yodosha.co.jp/gnote/
  TEL:03-5282-1211（営業部）/FAX:03-5282-1212

**「Gノート」の
特徴**

- ▶ **現場目線の具体的な解説**だから，かゆいところまで手が届く
- ▶ 多職種連携，社会の動き，関連制度なども含めた**幅広い内容**
- ▶ 忙しい日常診療のなかでも，**バランスよく知識をアップデート**

最新情報は
「Gノート」
ホームページ
より
Check!

発行 **羊土社 YODOSHA**　〒101-0052　東京都千代田区神田小川町2-5-1　TEL 03(5282)1211　FAX 03(5282)1212
E-mail : eigyo@yodosha.co.jp
URL : www.yodosha.co.jp/

ご注文は最寄りの書店，または小社営業部まで